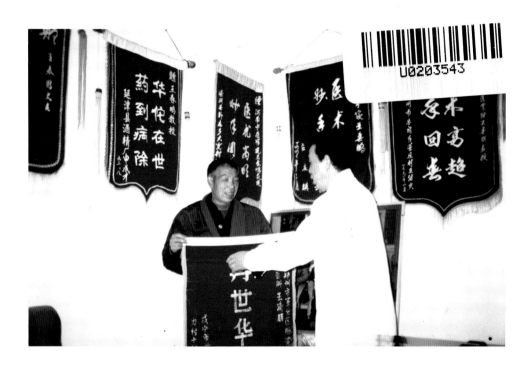

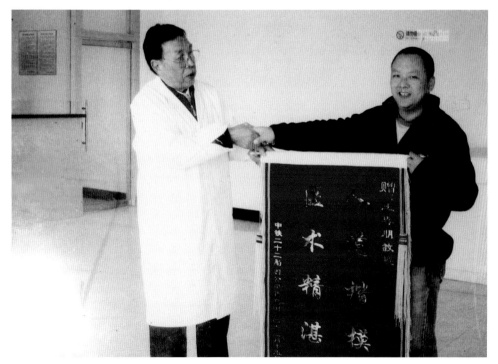

荣誉证书

王春鹏同志

　　为推进科技进步，振兴辉县经济，成绩显著。特授予"有突出贡献的专家顾问"以资鼓励。

中共辉县市委员会
辉县市人民政府

一九九四年七月

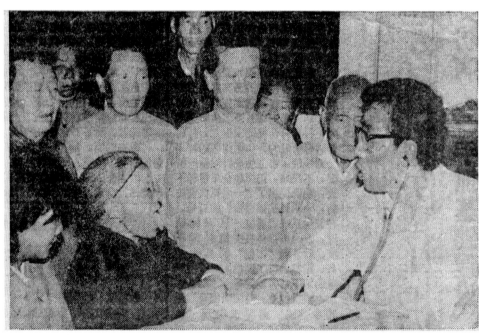

河南中医学院长年坚持分期分批组织医教人员深入山区农村，以优良的医德医风和精湛的医术为农民服务，受到欢迎。图为中医专家在三门峡市交口乡为农民诊病。　　刘庆华　摄

春辉医话

治病明理　谈医论治

王春朋　著

王光玲　王光昀　杨国强　整理

河南科学技术出版社

·郑州·

图书在版编目（CIP）数据

春辉医话/王春朋著．—郑州：河南科学技术出版社，2014.1
ISBN 978－7－5349－6676－7

Ⅰ.①春… Ⅱ.①王… Ⅲ.①中医学－临床医学　Ⅳ.①R24

中国版本图书馆 CIP 数据核字（2013）第 269516 号

出版发行：河南科学技术出版社
　　　　　地址：郑州市经五路 66 号　　邮编：450002
　　　　　电话：(0371) 65737028　　65788613
　　　　　网址：www. hnstp. cn
策划编辑：马艳茹
责任编辑：吴　沛
责任校对：崔春娟
封面设计：张　伟
版式设计：栾亚平
责任印制：朱　飞
印　　刷：郑州龙洋印务有限公司
经　　销：全国新华书店
幅面尺寸：170 mm×240 mm　　印张：13.75　　字数：187 千字
版　　次：2014 年 1 月第 1 版　　2014 年 1 月第 1 次印刷
定　　价：36.00 元

序　一

医非小道也，关乎人的生命安危，尤其是大证、重证和险证，更是如此。故为医者，业不可不勤，术不可不精，德不可不尚。春朋教授，1964 自河南中医学院毕业后即到基层做临床工作，在医学实践中，不断锻炼与提高，治愈了很多疑难杂证。后因工作需要，又调回母校任教并坚持临床，尤其是退休以后，仍临床不辍，精益求精，继续为人民服务。为了给世人留下一些有益的东西，特写成了《春辉医话》一书，是春朋教授临床经验的集大成之作。之所以有此成就，我认为有以下几点。

一、立志当明医

明医与名医有所不同，所谓明医，是指深谙医理的医生，不"孜孜汲汲，唯名利是务，崇饰其末，忽弃其本，华其外而悴其内"。故明代张景岳在《传忠录》中把明理放入首篇，并说"万事不能外乎理，而医之于理为尤切……故医之临证，必期以我之一心，洞病者之一本，以我之一，对彼之一，既得其一，万难俱释，岂不甚易，一也者理而已矣"。春朋教授，即得其一。《春辉医话》共分四篇，把"治病明理篇"列为首位，与张景岳的观点是一致的。例如在治疗肺心病时，提出以"开肺气来救心阳之衰"，又提出"治胃病以通降肠胃为前提"，以及"凡治病必察其下"的运用，均获得了显著疗效，始终心里明明白白。

二、重临床实践

重临床实践。实践是检验真理的唯一标准，医生水平的高低，主要体现在疗效方面，在一定程度上，实践是非常重要的，人常云"熟读王叔和，不如临证多"，就是这个意思。应理论与实践兼备，做一个理验俱丰的"上工"。春朋教授，长期从事教学和临床，经验非常丰富，堪称"大医精诚"、德医双馨的好医生。读该著作《医案篇》即可了然于心。

三、高悟

春朋教授除具备上述条件外，还有"举一反三"之能。这一点非常重要，中医的理论至深至奥，疾病又往往是错综复杂，千变万化的，无有"慧心""慧眼"的见地，是难以做到见微知著、丝丝入扣的。试观本著《医案篇》的许多病例，就是在高悟的前提下，运用辨证思维进行治疗的，达到了"匠心独运"，独得其秘的高度。

总之，《春辉医话》是一本好书，理验俱丰，医文并茂，实实在在，切合实用，有很多创新点、亮点，读后能使人"茅塞顿开""豁然贯通"，堪称百花苑中一枝奇葩。我与春朋教授是大学六年的同窗，彼此相知甚深，现虽皆年过八旬，但童心未泯，今观其作，恍然又回到当年时代，遂欣然为之写序，语虽不多，发之内心。最后奉小诗一首，以表敬意。

耋年已过又春辉，万紫千红映翠微。

默默耕耘歌大有，岐黄道上彩云飞。

第二批国家级名老中医
河南省卫生厅原副厅长　　张　磊

2013 年夏

序 二

　　王春朋老师，是河南中医学院五八级学生，亦是河南中医学院的开创者。学习期间，勤奋好学，成绩优异。

　　毕业后从事中医临床、教学数十年。临床，兼通各科，尤擅杂病，治愈了无数患者，积累了丰富经验；教学，厚积薄发，深入浅出，广受赞誉。且德艺双馨，虚怀若谷，善于思考，注重总结。

　　年八十余，集其所悟、验案，辑为《春辉医话》，邀我为序。恭谨拜读，其明理篇及医论医话，发明释惑，颇有独见；医案，辑内外诸病证治验，弥足珍贵。幸先受益，以感为序。

河南中医学院　　院长　郑玉玲
　　　　　　　　　教授

2014 年春

序 三

　　理论源于实践，医学理论源于医疗实践。长期的临床实践使丰富的感性认识进一步升华、提高而成为指导临床的理性认识，亦即理论。理论指导实践，实践发展理论。对一位医学大家来说，二者缺一不可，王春朋教授二者兼备。

　　余与王教授同窗六载，深知其学习刻苦，成绩优异，医病认真。大学毕业后，他便奔波于贫穷落后、缺医少药的偏僻乡村。农村病种繁多，内、外、妇、儿、五官、皮肤各科病材无所不有。彼时农民生活困苦，一旦患病，无钱医治，只能望医院而兴叹。客观现实为其医疗实践提供了良好机遇，亦为发挥中医优势开辟了广阔天地。王教授与农民同甘共苦一十五载，以简、便、廉、验的医疗手段，解除了大量农民疾痛之苦，亦为自己积累了丰富宝贵的临床经验。

　　王教授于河南中医学院从事教学与医疗二十余载，辛勤耕耘，穷究医理，精益求精，理论与经验已达炉火纯青。《春辉医话》是其理论与临床经验的一部分。语言虽不华丽，内容却是实实在在，颇有利于医者。书成，问序于余，故乐为之推荐给读者。

第四批全国名老中医、博士生导师

世界中医药学会糖尿病专业委员会理事　**袁占盈教授**

河南中医学院原中医各家学说教研室主任

2013 年夏

为《春辉医话》题辞

胸有万卷书，心无半点尘。

妙笔著文章，仁术济世人。

河南中医学院原医史各家学说
教研室主任　　张鸣钟 教授

2013 年 6 月于岐黄楼

前　言

一本著作，重要的是给世人留下一点有益的知识。尤其是医学知识，更为重要。因为它是保护人民健康、济世活人的宝库。《春辉医话》就是谈医论治，治病救人，全心全意保护人民身心健康的一本小书。"厚德博学"是根本。有德无才则无能完成善事；有才无德则无心完成善事。只有德才兼备，努力不懈，认真不苟，不计较个人得失，无论何时何地皆然，才能做好一点善事。一个从医大半生的医者，多么希望自己能有一点如此贡献。我所以大言不惭地强调这一点，绝无骄矜自炫之嫌，而是在鞭策自己，要求自己始终如斯，不能偏离。这是我一生的道德准则与责任。

《春辉医话》是一本理论联系临床的小书。全书共分四篇：治病明理篇、医案篇、医论篇、医话篇。其内容就是谈医论治。即谈医病之理，论治病之法，求方药之性，达愈病效果。之所以将"治病明理篇"放在首位，其宗旨就是强调治病首应"析因明理、治病求本"。无论中医或中西医结合，对每一病的治疗，不仅针对病因，更应分析病理进行对应的治疗。亦就是在析因明理、辨证论治的前提下，不仅顺调其生理功能，增强自身的免疫力，即抗病能力；更要逆治其病理变化，逐渐消减病因所致的病理改变，将病治愈。尤其是长期不愈的危重病，病情比较复杂，更应如此治疗。书中提出的治"肺心"倡开肺气，治"胃病"主疏导，治"冠心"既通经、又活化等，都是为了既对病因、又对病理的治疗。如此确能消减病势，提高疗效。这都是在长期的临床实践中观察、体验到的。否则，易治之病亦会久治不愈。十年的头痛治愈了，二十年的胃病治愈了……其关键就在于诊治认真一点，对患者多关心一点。人家有病，如己有之，这亦是愈病之根本。我所以如此反复地倡导，是良心所驱。

总之，为了有效地救治患者的疾病痛苦，就此"一得之功""一孔之见"的微薄成绩，亦应属于培育我的诸位恩师。因此，向你们致以亲切、恭敬的晚礼了，以谢培育之恩。这才是我写这本书的真实意义和目的。

王春朋

2013 年 9 月

目　录

治病明理篇

医者，或教学、或临床、或科研，目的则一，都是为了防病、治病。治愈难治之病，首要析因明理，否则，应愈之病亦会久治不愈。例如十年的头痛、二十年的老胃病，所以长期未愈，就是未能认真地析因明理，只是含糊应对。在短时间内所以能治愈，亦并非有什么高招，而是认真一点，关心一点。德才兼备深含其中。在治疗过程中，顺调其生理功能，增强自身的抗病能力，逆治其病理变化，逐渐消减病因所致的病理改变，将病治愈。这亦是在强调治病求"本"。如"肺心病"之"开肺气救心阳"，以及"胃病"在"通降"的前提下治疗等。

例如三焦之治，上焦心肺为气血之枢，生命之根。肺宜开合清肃，心宜畅通有力。病则气血不能畅流。开肺气，强心力，更是治上焦之"本"。

中焦脾胃（为后天之"本"），其消磨运化，升降出入，上疏下泄之生理功能，就是后天生命之"本"。病则逆，调理其生理功能，就是治其"本"。

下焦肾肝为先天生精育人之"本"。如若肾精方少，不仅体差，病亦难愈。保肾护精，既强壮了身体，又增加了免疫功能。慢性病亦易治愈。护精保肾就是治其"本"。

总之，三焦之治，上则宣肺强心，通行运布气血，增强生命之活力；中则消磨运化水谷精微，疏肝泄胆，增强消磨运化之功能；下则育肾生精化血，滋补肾精，健身壮体。

以上所谈，余病皆然，不一而论，都是以明辨病因，顺调其生理，增强体质，逆治其病理，消减病势，将病治愈，以保护人民的身心健康为目的。

"开肺气，救心阳"是治肺心病之本

肺心病，即慢性肺源性心脏病。主要是因慢性气管炎、阻塞性肺气肿、支气管哮喘等疾患，一方面引起肺循环阻力的增加，产生肺动脉高压，另一方面引起气道阻塞，通气功能障碍，诱发肺循环阻力增加，从而使右心室负荷增大，渐而产生右心衰竭，而成肺心病，咳、喘、肿、胀、倚息不得卧，诸症群出。

中医学里虽未言及肺心病，但对肺心病的病因、病理，甚至治疗，在古人医籍里已有散在的论述。如清代叶桂《温热论治》所言，"温邪上受，首先犯肺，逆传心包"。所谓"逆传"，即传其不胜为逆传。说明肺受邪后，可影响及心的功能。又如清代吴瑭《温病条辨》以三焦论治寒湿证提出："上焦与肺合……肺病湿则气不得化，有霜雾之象，向之火制金者，今反水克火矣，故肺病而心亦病也。"说明肺受寒湿邪气侵害而病，肺金侮其不胜而反克心火，使心阳衰弱而病。在治法上更提出了"故上焦以开肺气救心阳为治"。此论虽言简而意赅。此既言出了上焦肺受病寒湿之邪，又反侮心阳，使心阳不振，更提出了"开肺气，救心阳"的治疗方法。虽未言及是在治"肺心病"，却是治疗肺心病的根本大法。为什么？不妨从中医的理论简谈其详。

中医理论认为，肺主气，司呼吸，主宣发肃降，为气机升降出入之道路，有运化、宣发清浊之功能。一旦受温热或寒湿之邪的侵袭，就会导致气机紊乱，升降宣肃功能失常，气乱胸中，或痰涎使气道受阻；或瘀血使血行不畅，出现呼吸困难、咳喘连声。渐而久之，肺金之病变反侮己所不胜之心阳，从而导致心阳衰败、心力不支，致使右心循环功能障碍，如心慌、气短、咳喘不得卧，甚而全身肿满发绀、肝脾瘀血等危重病症。对其治疗应予以扶救心阳之衰，否则预后危险。

"急则治其标"，而"标"即是症状，强心利尿等是必要的，不能轻视。待病情缓解，或在急救同时，就应从根本上治疗，会获事半功倍的功效。"缓则治其本"，而"本"就是病因。心阳衰之"本"是因肺受外邪之侵，所生痰涎、瘀血阻碍肺道，气血通流受阻，肺金反侮己所不胜之心阳，渐而久之，导致心阳衰败，故欲救心阳，必先祛痰涎，化瘀血，开通肺气，使肺之气血通流无阻。"邪去正安"，心阳自会得救。故"开肺气，救心阳"是治疗肺心病的根本大法，是驱邪减负，是对心衰的不治之治法，是釜底抽薪。否则，不先开通肺气，亦即不减负，则心阳欲救不能。但需要提出的是，"开肺气"绝不是一蹴而就的。不论内、外因，只要阻碍肺之气机不畅者，均应随症辨治，或清热解毒，或温化痰涎，或止咳平喘，或通经活络，或化瘀活血，或扶正驱邪，或培土生金等。总之，以达到肺气畅通、血脉畅流、心阳得救为目的。在治疗中更需注意的是，肺心病是由于肺部疾患久治不愈，以及肺气先虚，虚中夹实，痰阻血瘀，肺道不张，或开合失职所致。"损其肺者益其气"，大补肺气就是"开肺气"的前提，"肺为气之主""肾为气之根"。补脾，温心肾之阳，温通经络等，均是"开肺气，救心阳"之举。自制"开肺救心汤"，运用得当，效果甚好。仅举案例以明之。

✡ 案一

杨某，男，54岁，农民，肺心病，就诊时头面、全身肿满发绀，痰声气粗如拉锯。呼吸困难，倚息不得卧，呈前伏呼吸。脉沉滑无力，舌大色淡紫暗、苔滑腻。多医不治，在家待时，家属求治，很难把握，如有不测，后果难料。作为医者，又以治病救人为首任，无虑个人得失。此时病情，前医之强心利尿之治，已是无济。如不大补肺气，祛痰化瘀以利肺气，改善血氧循环，生命难支。思之，首用黄芪、辽沙参、党参、白术、云苓，补肺强心，健脾，一则增强肺之宣肃开合之呼吸功能，使正气增强，能驱邪外出；另则健脾者以增强运化，绝生痰之源。以川贝、半夏、杏仁、橘红、白芥子、葶苈子、苏子等化痰逐瘀通利气道壅塞之痰涎，止咳平喘，理气降逆。用炙麻黄者，以辛开温通，宣壅开肺，并有解痉之效（炙麻黄无致汗之弊，勿戒之）。以桂附温补心肾之阳，以求强心利尿之功。以当归、丹参补血，活血化瘀，使血液循行畅通。如此补肺气，祛痰逐瘀，温通气道等治疗月余，已大见功效，咳喘肿满大减，能下床活动。又据证调治些时，更能参加劳动，甚而能用车推砖，临床治愈。

按：综上所述，肺心病乃因肺道痰瘀阻塞所致，欲救心阳，必先开通肺气，减轻前心负荷，使心阳得救。所以如此赘述，是想借"开肺气，救心阳"之说，以正治肺心病之效果，望同道雅正。

本案的治愈，辽沙参有奇功。临床应用体会，绝非是养阴、润肺、化痰，更有补气之功，甚而可与黄芪比上下。润肺而不寒，补肺而不燥，更有理肺中瘀血之功。临床用之，曾达100 g之多，未见不良反应。正如前贤张锡纯云"沙参味淡微甘、性凉、色白、质松、中空"，故能入肺清热滋润，补益肺气，兼能宣通肺郁。故《神农本草经》谓其主血积……更能使肺金之气化清肃下行。徐灵胎曰："肺主气，故肺家之药气胜者为多。但气胜之品必偏于燥，而能滋肺者又腻滞而不清虚。唯沙参为肺家气分理血药。色白体轻，疏通而不燥，滑泽而不滞。血阻于肺者，非此不能清也。"由此更证明辽沙参为肺家良药，既能润肺、补肺，又能理肺中之瘀血，为治肺家诸疾理想之佳品。

✦ 案二

王某，男，78岁，因患肺心病及冠心病，对其治疗已是迫不及待，困难重重。加之大便不通、无食欲，骨瘦如柴。口不能言，足不能步。怎么办？"胃是后天之本""有胃气则生，无胃气则死"。因此采取在西药的维持下，以中药为主治之。以化痰祛瘀，清利肺道，"开肺气，救心阳"治肺心病；以通经活络，活血化瘀，通利脉道，以治冠心病；以开通肠胃、醒脾健胃，恢复运化功能以强身健体。以使心血灌注，肺气畅通，饮食正常，气血畅流无阻。

处方：丹参40 g、川芎30 g、鸡内金30 g、广地龙30 g、女贞子

30 g、水蛭 6 g、辽沙参 30 g、杏仁 10 g、贝母 10 g、白芥子 10 g、葶苈子 10 g、苏子 10 g、莱菔子 30 g、生山药 30 g、砂仁 6 g、太子参 20 g、生甘草 10 g。

依上方随症稍有加减，服有月余，饮食恢复正常，2010 年已能正常活动。因为已是耄耋之年的老年人了，故可谓效果满意。

治胃病应调生理之顺，治病理之逆

脾胃属中土，为生化之源。人之生长、壮、老、已，全依其消磨运化，升、降、出、入的生理功能颐养终生。胃者，水谷之海，五脏之本，六腑之大源也。只有脾升清，胃降浊，才能维持正常的生理、生命现象。故称脾胃为"后天之本""有胃气则生，无胃气则死"。因此，护养胃气十分重要。

胃以下降为顺，肠以畅通为用。通、降就是胃肠的生理之常。如因饮食不节而伤胃，或因肝气暴怒横逆而克土，或因脾失健运而壅阻等，则导致肠胃的通降功能失常。或壅滞闷胀，或打嗝、吐酸、胃灼热，或积滞、溃腐、疼痛等多种病症出现。对胃病的治疗，原则就是顺调其生理功能，逆治其病理变化。在通降的基础上据症而治。或降逆止呕，或制酸止痛，或疏肝理气，或健脾运化，或解毒，或润燥，或祛寒，或温阳等，都是为了调顺胃肠的生理功能，治疗其病痛。这是为何临床常用降胃通肠的枳实、厚朴，以及制酸的海螵蛸、瓦楞子、白及等品的用意和目的，同时更有防治胃蛋白酶在酸性环境中损伤胃黏膜而形成溃疡的功能。以通降为主治胃病，效果显著，治愈率高。治愈的医案不计其数。10 年或 20 年的"老胃病"亦有之。不妨以医案明之。

✦ 案一

张某，男，70 岁，干部，2002 年 3 月 5 日就诊。

主诉：胃病已 20 年之久，至今未愈。近半年加重，治亦不效。

查：舌淡、苔白，脉弱，面黄肌瘦。打嗝，胃灼热、灼痛，不欲食，红细胞 2.26×10^{12}/L，血压 105/70 mmHg，X 线检查可见食管憩室，胃十二指肠炎症。病程久远，虚实夹杂，治应在调理脾胃的前提下加补气血之品，以养正驱邪。

处方： 枳实10 g、陈皮15 g、炒莱菔子30 g、海螵蛸15 g、煅瓦楞子15 g、元胡10 g、鸡内金15 g、九香虫6 g、徐长卿10 g、当归15 g、黄芪15 g、党参15 g、白术15 g、茯苓15 g、枸杞子10 g、黄精15 g、甘草10 g、生姜6片、大枣6枚，6剂，水煎服，服后自觉内顺外舒，矢气多。胃灼热、灼痛亦轻多，四肢亦觉有力。效不更方，依方继服6剂。复诊时诸症若失，喜不自禁。唯贫血仍然，依前方加熟地黄30 g，何首乌20 g，6剂。另加维生素B$_{12}$针，每日肌内注射1支；叶酸片2片，每日2次口服，二药连用10日。如此随症稍为加减，调治至2002年4月8日，病已痊愈。2004年见面相告：20年之疾患，彻底治愈，无反复。喜不自禁。

✦ 案二

申某，女，57岁，退休，2008年8月11日初诊。

主诉： 上腹灼热痛年余，夜间加重，口苦有异味，喜食凉物。由于原有类风湿性关节炎，自食甲氨蝶呤等，使身体更加虚弱，易感冒，盗汗，失眠多年。大便干，2～3日一行。脉细数，舌苔黄厚。

辨证： 据脉证应属中焦瘀滞，蕴热伤阴灼胃。治应疏肝、降胃、养阴、清热。

处方： 黄精20 g、肉苁蓉20 g、熟地黄15 g、玄参20 g、山萸肉10 g、生石膏30 g、枳实10 g、厚朴10 g、炒莱菔子30 g、元胡10 g、砂仁6 g、煅瓦楞子15 g、海螵蛸20 g、生姜6 g、大枣6枚，6剂。

2008年8月18日二诊：上药服后，胃灼热、灼痛，口苦等诸症大减，胃气下行，大便溏。脉缓舌津少、苔黄欲退。治应加大补气之力。依上方去元胡，加黄芪20 g、白术10 g，生山药30 g，6剂，水煎服。

2008年8月25日三诊：诸症均失，病愈。为防反复，依上方再服3剂。

按语

中焦生理之常，应是肝上疏，胆下泄，脾升清，胃降浊，才能完成正常的生理功能，如果某种原因使肝不能疏泄，脾不升清，胃不降浊，中焦瘀滞生热，灼伤阴津，则作酸致痛，肠道燥结不通。故对本症之治则应疏肝、降胃、升清、养阴。再据症投药，无不效验。方中所以用山萸肉者，因患者体弱，易感冒、盗汗，山萸肉虽"味酸性温"，然"得木气最厚，收敛之中兼畅和之性，既补真阴又敛元气"，又与滋阴补肾之主药配伍，更能生肾中之元气。其"酸"又能柔肝木之条达，上疏下泄，助脾胃升清降浊。

"凡治病必察其下" 的临床意义

《素问》中"凡治病必察其下"的"下"，注家各异。有言"上察人迎，下察寸口"。此注指脉诊而言，符合《黄帝内经》之义，亦无所不对，但更重要的是应符合临床意义。因脉诊是四诊之一，在诊断过程中，是不需要强调而又必须做得到的。故此"下"应是指的二阴，较符合临床实际。因为许多疾病与二阴都有着密切的关系，在诊察疾病的过程中是必须问到和联系到的。故薛雪对"下"的注解比较确切，"……下言二阴，二阴者，肾之窍，胃之关也……二便为胃之关锁，而系一身元气之安危，此下之不可不察也"。故此"下"指的应是二便，月经等。二阴为先天肾之窍，二便为后天胃之关。其病理变化与脾的运化、肠胃的通降、肾的气化、肺的肃降、肝的疏泄、三焦的通调等，都有着密切关系。在诊治疾病时，一定要问二便的情况，尤其是大便要详问。因为中医的病，多是指久病体弱的慢性病，"胃气"的盛衰，直接影响着疾病的好坏。肠胃的通、降与否又直接影响着"胃气"的盛衰。忽略之，就等于失后天之"本"，陷于难治之中。临床例证很多，不妨举例证实。

✡ 案一

刘某，男，56岁，农民，1975年就诊。食管癌术后，由于精神压力大，食少无味，身体逐渐衰弱，直到不能进食，骨瘦如柴，仅靠输液维持生命，认为是病有反复，在家待时，诊见脉大无力，满舌黄糙苔，口干苦，大便燥结，旬余未见大便。此乃阴虚、胃燥、肠结，胃不降，肠不通。"胃气"停滞，怎能有食欲。此病如不养阴润燥，降胃通肠，调醒"胃气"。别说癌有反复，单就胃肠燥一症，亦难活命。

如此例证实属不少。经验使然，非如此治疗不可，否则，生路难还。随处方如下：肉苁蓉30 g、生熟地各30 g、玄参30 g、火麻仁30 g、生山药30 g，养阴补肾，润燥生津；党参15 g、黄芪20 g、鸡内金20 g，补气健脾；砂仁6 g、炒莱菔子30 g、陈皮15 g、郁金10 g、莪术10 g，疏肝醒胃；枳实10 g、大黄10 g、芒硝10 g（冲），降胃通肠。3 剂，水煎服，每日一剂，慢慢饮之，3 日服完。

二诊：上药服后，燥结之粪块逐渐排完，自觉腹内轻松，心情爽快，有想进食之感。嘱其汤粥饮食。继续调理：依上方去枳实、大黄、芒硝，续服6 剂。

三诊：上药服后，饮食渐增，亦有了食欲，精神亦好转。病已基本治愈。依上方去火麻仁、玄参，6 剂，以巩固疗效。后访得知，近70 岁作古。

✡ 案二

王某，男76 岁，2009 年7 月22 日就诊。

冠心病搭桥术后，合并肺感染（经治疗缓解）。无食欲，食不入口，恶闻食味，勉强能进汤粥饮食。全靠蛋白乳、高级奶粉维持生命。诊见形体消瘦，手不持物，足不迈步。脉弱，舌红、苔少而滞。问其大便不通畅，闷而不舒，数日一行，腹胀欲呕，口干苦，急躁易怒。据证应属阴虚胃燥不降，肠结不通，肝火上逆，所致不食，以致瘦弱之极。欲治其虚，单纯言补是补不起来的。只有养阴润燥，通肠降胃，平降肝火，疏肝理气，使"胃气"畅活，能进饮食，才是治虚之本。

处方：肉苁蓉30 g、生地黄20 g、玄参20 g、辽沙参30 g、火麻仁20 g、太子参30 g、熟地黄30 g、黄芪20 g，养阴补气，润燥生津；枳实10 g、厚朴10 g、大黄10 g，通肠降胃；炒莱菔子30 g、炒麦芽30 g、鸡内金20 g、白豆蔻10 g，理气健胃；龙胆草10 g、三棱10 g、莪术10 g，疏肝泻火，调理气血。6 剂。

2009 年8 月1 日二诊：上药服后诸症均有所减轻，大便下行较顺，矢气多，自觉腹内轻松。依上方减火麻仁。6 剂。

2009 年 8 月 12 日三诊：服后稍有食欲，能进饮食。口干苦、腹胀、急躁易怒等均失。脉细弱，舌红、苔少。治以补气养阴，消食健胃。

处方：太子参 30 g、生山药 30 g、熟地黄 30 g、生地黄 20 g、肉苁蓉 20 g、白豆蔻 10 g、砂仁 10 g、鸡内金 30 g、黄芪 20 g、丹参 30 g、炒麦芽 30 g、炒莱菔子 30 g，10 剂。

2009 年 8 月 26 日四诊：服药后饮食大增，精神好转，已能自由活动，病愈。

按语

《黄帝内经》"凡治病必察其下"，指导临床意义深刻。诊治过程中要详实地问诊。更要问及二便。尤其对久病、年老、体弱的患者，更要细问饮食、二便的情况，因二者与病情的转化有着密切关系，上述两案，病因不同，症状有异，轻重有别，但却能用相类似的养阴润燥，通肠降胃的方法治愈。这说明了两案的第二致病因素都是在阴虚燥结，胃不降、肠不通的病理下而引起"胃气"衰败不食所致的体质瘦弱衰减，甚至到了不治之地步。此时之治，是补是泻很难决断，如若对"凡治病必察其下"的临床意义未能深刻领会，恐怕是补多泻少。根据临床经验，补是补不起来，亦不可能调醒胃口。只有理顺肠胃的通降功能，才能调醒"胃气"的活力，患者自然会恢复健康。故临床中一定要深刻领会"凡治病必察其下"的重要意义。

"真心痛"治在通化

中医之"真心痛"，其病因，早在《黄帝内经》中就认为是"厚味饱餐"；《医学正传》提出"污血冲心"；《三因方》强调"皆脏气不平，喜怒忧郁所致"。对其症状，《黄帝内经》亦早有描述，"真心痛，手足青至节，心痛甚，旦发夕死"；"两臂内痛""痛如针刺其心"。对"真心痛"的病机，认为是"心痹者，脉不通"。前人的如此认识，与现代人的血脂高，使冠脉内膜脂质沉积、浸润、增厚，导致冠状动脉阻塞，使心肌缺血缺氧，引起心绞痛等症，除了宏观与微观、简与详的区别外，对病性的认识是一脉相承，完全吻合的。就是在治法上，现代医学外科心脏搭桥术除了救治先进及时外，在中医内科服药治疗冠心病也并不落后。不仅能开其痹，通其脉，更使冠状动脉通畅后，不留后患。对其治疗，始终贯穿通经活络，活血化瘀，疏肝缓急等指导思想。余运用自制经验方"金龙汤"（后有附方）治愈了不少"冠心病"患者。仅举案例于下。

✪ 案一

牛某，女，39岁，2001年3月1日就诊。

主诉：两个月前心口处疼痛。心电图：下侧壁心肌供血不足，诊断为冠心病。曾多处求医治疗，显效不著。因此前来求服中药。现仍胸闷，剑突下疼痛，头晕、失眠、上肢发颤。脉迟弱，舌淡、苔滑白，血压120/85mmHg，心率60次/分。此系冠心病合并脑供血不足。治以通脉化瘀，补气血。

处方：丹参30 g、广地龙30 g、川芎30 g、女贞子30 g、鸡内金30 g、党参20 g、当归20 g、熟地黄30 g、葛根20 g、赤芍15 g、远志

15 g、桂枝 10 g、夜交藤 30 g、水蛭粉 4 g（2 次冲）。6 剂水煎服。

3 月 10 日二诊：头晕、失眠症轻。胸闷痛亦有好转。依前方 6 剂。

3 月 18 日三诊：胸闷痛虽减未除。依前方加丹参 10 g、川芎 10 g、鸡内金 10 g，6 剂。

3 月 25 日四诊：胸闷痛仍存。依 3 月 18 日方去夜交藤、远志、桂枝，加丹参 15 g、川芎 10 g、穿山甲粉 4 g（冲服），12 剂。

4 月 8 日五诊：症状全失，精神好转，病已属痊愈。但心电图示仍有缺血表现。依上方加三七粉 4 g（冲服），12 剂。

4 月 26 日六诊：不仅症状全失，精神好转，心情愉快。心电图亦正常，患者欣喜若狂。为治病彻底，永不反复，续服 12 剂。于 2003 年追访，病无反复，身体健康，劳动如常。

✡ 案二

申某，男，40 岁，农民。2002 年 8 月 30 日就诊。

主诉：2002 年 6 月 24 日，心口突然疼痛难忍约 30 分钟。速到医院就诊。诊断为心肌梗死。治疗两周，症状缓解出院。然仍有胸闷、气短，不定时心前区疼痛，脖子发紧，有恐惧感，失眠已 8 日，口渴欲饮。8 月 22 日心电图示：陈旧性心肌梗死，侧壁心肌缺血，窦性心律过缓（52 次/分），脉迟弱，舌淡、苔白，有汗。

诊断：陈旧梗死性冠心病。气阴虚。治应通经、化瘀、开痹、通脉、补气养阴。

处方：丹参 30 g、广地龙 30 g、鸡内金 30 g、川芎 30 g、女贞子 30 g、穿山甲粉 4 g、三七粉 4 g、水蛭粉 4 g（皆分 2 次冲下）、黄芪 30 g、太子参 20 g、玄参 30 g、天花粉 30 g、远志 15 g、葛根 30 g、桂枝 3 g。6 剂水煎服，每日一剂。

9 月 8 日二诊：上药服后，胸疼闷、口渴均失。心率：69 次/分。脉缓，心音（-）。唯觉口苦、耳闷。

处方：依上方去天花粉，加柴胡 10 g、黄芩 10 g、香附 10 g。3 剂。

9 月 12 日三诊：口苦、耳闷已去，别无不适。脉缓，血压 120/80 mmHg，为巩固疗效，依 8 月 30 日方 6 剂。

9 月 20 日四诊：脉缓，心率 64 次/分；血压 120/80 mmHg，患者已无不适症状。已属痊愈。患者唯恐反复，依方稍有加减调治到 10 月 14 日，无任何不适，痊愈而停药。于 2003 年 11 月追访无反复，身体健康，能正常劳动。

✡ 案三

郭某，女，36 岁，农民。2002 年 11 月 19 日就诊。

主诉：冠心病已 8 年。曾多方求医诊治，至今未愈。仍胸闷、气短、恶心、呃逆、食少、大便干，并有高血压病。体胖，血压 150/95 mmHg。心电图：心肌供血不足。血脂：三酰甘油 4.16mmol/L。脉弦，舌红、苔腻。冠心病合并高血压、高脂血症。对其治疗以通经活络、活血化瘀，疏肝降逆之法无疑。即在通脉化瘀的基础上，并给以疏肝、降胃、通肠之法，使气平顺，血压不高，胃肠不上逆。

处方：丹参 30 g、川芎 20 g、广地龙 20 g、鸡内金 30 g、女贞子 30 g、生山楂 20 g、炮穿山甲粉 6 g（分冲）、水蛭粉 6 g（分冲）、皂刺 20 g、枳实 10 g、炒莱菔子 30 g、半夏 10 g、大黄 10 g（后下）、三棱 10 g、莪术 10 g，6 剂水煎服。

11 月 28 日二诊：上药服完，诸症均有减轻。尤其恶心、呃逆消失。效不更方，6 剂。

12 月 6 日三诊：自觉症状均失，大便已不干，矢气多。无不适感。脉缓和，腻苔亦退。血压 140/90 mmHg，心电图（－）。依上方减半夏、大黄，加肉苁蓉 20 g，6 剂。如此续服至 12 月底病愈。直至 2003 年 4 月相告，病无反复。

按语

三则案例的病机都是"心痹者，脉不通"，对其治疗皆在始终贯穿"通脉化瘀"的思想指导下而治愈的，说明"真心痛"与"冠心病"是一脉相承的，古今认识一致。在治法上，现今更多了外科心脏搭桥术，对急救冠心病起到无可估量的作用。对不适合心脏搭桥术的轻症，根据中医中药的治疗经验及其治疗优势还是很有效果的。因为它能将允许服药的轻症冠心病心血管打通治愈。这是有根据的，绝无轻率之举。虽是经验之谈，犹恐引人议论。当我看到《李可老中医急危重症疑难病经验专辑》后，有启发，更敬佩之，是学习的好榜样。

"伤风不醒便成痨" 的临床意义

《黄帝内经》云："邪风之至，急如风雨，故善治者治皮毛，其次治肌肤，其次治筋脉，其次治六府，其次治五脏。治五脏者，半死半生也。"明示了感受外邪，最好的治法是宣散邪气外出，一汗而解。否则，失治误治，邪气内入，由皮及里，由浅入深，由腑达脏。甚至到了难治的地步。《伤寒论》就是以六经辨治外伤风寒表证的专著。太阳经主一身之表，以有汗无汗来决定表虚表实证，分别以"桂枝汤""麻黄汤"治之。并提出"有一分恶寒就有一分表证"。明示医者应除邪务尽。否则，留邪深入，贻患无穷。久而久之，积瘀化热，损阳耗阴，或气道不顺，或脉道不通，或疏泄失常，或升降反逆。种种变证，以致体衰成"痨"。"痨"者，体衰病重难治也。仲景先师所以从太阳表证论述到内伤杂病的三阴里证，就是提醒和告诫医者"伤风不醒便成痨"的重要意义，以及"善治者治皮毛""开鬼门洁净府"的重要含义。不要认为外受风寒感冒是小恙而不治或误治，遗留后患，变证层出不穷，慎而戒之！下面举例说明表证不解的危害性。

★ 案一

受风寒引起的头痛达 13 年之久，治而不愈。

王某，男，33 岁，农民，2008 年 4 月 29 日就诊。

主诉：1995 年起因受风寒患头痛 13 年。甚则头晕发呕、吐涎沫，遇寒冷加重。曾多方求医用药，有时虽能减轻症状，但至今未能治愈，仍然头痛如初。

查：脉沉迟，舌暗红、苔白滑。

诊断：气虚血瘀、寒湿性头痛。因病已久，正气虚衰，治疗应在大补气血的基础上，通经脉、化瘀血，温经散寒，祛除外邪。

处方：黄芪 30 g、党参 20 g、当归 20 g、丹参 30 g、川芎 20 g、葛根 30 g、吴茱萸 10 g、藁本 10 g、桂枝 10 g、细辛 4 g、白芷 10 g、辛夷 6 g、威灵仙 20 g、苍耳子 10 g、蜈蚣 1 条、怀牛膝 20 g、桃仁 10 g、红花 10 g、生甘草 10 g、生姜 3 g、大枣 6 枚，12 剂，水煎服，每日一剂，早晚各服一次。

5 月 16 日二诊：上药服后，头痛大减，全身都感到轻松舒服。13 年之痼疾，悠然若失。由于久病痼疾，初愈是感舒服，但为根除病患，依方再服 3 剂，以巩固疗效。

按：本案头痛 13 年，为何久治不愈？究其因有三：①对病的治疗是对症不对因：只治头痛之"症"，不治头痛之"因"。"治病必求其本"，而"风寒"就是致病之"因"。亦即致病之"本"。头为诸阳之会，"寒主收引"，阳气受约，不得伸展，岂有不痛之理。欲治其痛，必祛外受之风寒。②治不得法：打针亦好，吃药亦好，只是为了镇痛、消炎等，不辨证，不求因，不追本溯源。认为是老病痼疾，难治好，只是应付而已。③病重药轻，治不彻底，遗留后患。"伤风不醒便成痨"。因"久病必虚""久病必瘀"。欲治愈本病，必大补气血，活血化瘀，通行经络，祛风散寒等，使瘀消邪出方能奏效。故用大剂参、芪、归，大补气血之虚，以托邪外出；以丹、芎、桃、红、蜈蚣等活血化瘀，通经活络，使血畅流，驱邪外出；以桂枝、细辛温经祛寒。以下诸药各走其经以驱邪，以吴茱萸、藁本，直走足太阳、足厥阴经，直至鼻额颈项；苍耳子、细辛走足少阳，直至巅顶；白芷、辛夷走足阳明，直至鼻额；苍耳子、细辛走足少阳，直至头之两侧；葛根解颈项之强直。如此各走其经，各显其用，将 13 年之痼疾很快治愈，这能说中医中药不科学吗？由于患病时间久远，症有所变，在治法上与始病之治虽有所不同，但治疗目的仍是以攻逐深伏之"邪气"为目的。攻邪已病，"邪去正安"。

✡ 案二

受风寒患咳喘病5年不愈。

任某，男，9岁，学生，1999年6月23日就诊。

代诉： 患者4岁时，因受风寒患咳嗽、气喘，呼吸气粗，声如拽锯。经多方求医用药而不愈。身材低矮，体瘦露骨，与同龄儿童不符。

查： 脉细弱，舌淡红、苔白滑润。呼吸音粗糙，满布哮鸣音。据证分析，病虽5年，肺气已虚，加之风寒之邪未能祛除，风寒束肺，肺道不通，肺气不宣，故呼吸气粗喘。因病已延误5年之久，已属肺气先虚，脉络有瘀。其治疗应在补肺气，化瘀通络的前提下，温经祛寒，宣通肺气，畅流血脉，疏通肺道。达到寒邪去，肺道通之目的。

处方： 黄芪15g、辽沙参15g、炙麻黄8g、杏仁6g、苏子6g、白芥子6g、桃仁6g、干姜6g、细辛2g、当归10g、丹参10g、白芍8g、甘草6g、广地龙10g、生姜3g、大枣6枚，6剂，水煎服。

7月2日二诊：上药服完后，症状明显减轻，哮鸣音消失近半。患者呼吸亦觉轻松。效不更方，继服6剂。

7月10日三诊：症情继续好转，病势稳定，自觉口干，别无不适。依上方加减，巩固疗效。

处方： 黄芪20g、辽沙参30g、炙麻黄12g、杏仁6g、苏子6g、白芥子6g、桃仁6g、干姜6g、细辛2g、丹参15g、白芍10g、广地龙15g、甘草10g、熟地黄10g、山萸肉10g、生山药10g，6剂。

7月18日四诊：用药后，哮鸣音消失，精神好转，饮食增多。患者愉快，家人高兴，医者亦更感欣慰。为了根除病患，彻底治愈，依上方减麻黄6g，加生山药10g、鸡内金10g，6剂。

7月26日五诊：用药后，病已痊愈。为了培育体质，病无反复，以下方调理善后：辽沙参30g、杏仁6g、党参6g、生山药15g、熟地黄10g、山萸肉10g、鸡内金10g、丹参10g、姜3片、枣6枚，6~10剂，滋补肺肾，培育根本。日后追访，病无反复，身高体大，已上高中。

按语

本病之所以延误 5 年而不愈，不外乎未能求因辨证予以治疗。肺主气，主皮毛。风寒之邪侵袭人体，不仅皮毛受害，肺亦可同时受其害。所以感冒风寒，不仅皮紧身困痛，亦会鼻塞不通，咳嗽连声。本案之咳喘，原初是受风寒所致。如果给以温经祛风，宣散寒邪之治，很可能一药而愈。但却因治不得当，甚或失、误之治，不祛风寒之因，而却以消炎治其病，不仅未能祛除病因，反使病情有加无减，使咳喘达 5 年之久。由此思之，实是病家之悲愁。由于医家未能遵循古训，求因辨证，驱邪愈病，使病家蒙受病痛之不幸，此乃医者之过。我们中医学者，一定要求经旨拓新知，为病家解除病痛，尽医者的天职。共勉之！所以啰嗦长谈，无非是要讲出一个医者的良心与责任而已！

本案始终贯以麻黄，以其辛开之、散之，以泄风寒之邪，以其温通气道。肺为气之主，肾为气之根，损其肺者益其气。故以黄芪、沙参补肺气；以熟地黄、山药、山萸肉补肾以生精化气；以丹参等活血化瘀以畅脉道。故医者既遵"经旨"，又有新的思路，使"治"更符合医理。

"大实有羸状，至虚有盛候"的治疗感受

治病求本，本即病因。明病因治病，就是治病之本。如若病因不明，何谈辨证论治。1994年在乡村坐诊，接诊一患者，女，14岁，学生，因腹膜炎在市医院治疗多时无效而求诊。面黄肌萎，骨瘦如柴。四肢细如麻秆。足不任地，手不持物，由父母搀扶才能举步。已二十余日未进食，亦未大便，靠输液维持生命。查舌干红少津、无苔，一派羸状至虚之候。据病情为气阴双虚，以养阴补气为治法，方为合拍。但深思之，肾主先天，脾养后天，后天失养，长期不食，瘦弱之症自然会出现。瘦弱是本病的表象，不能进食是本病之因。"有胃气则生""无胃气则死"。然致胃气衰败不能进食之"因"又是什么呢？深层分析，就是因阴津大亏，阳明干枯燥结而致胃不受纳，肠无蠕动，通降失用，消磨运化失常。胃肠结滞，怎能进食。无论病之轻重大小，绝食内急即是危症。欲救本病，在补气养阴润燥的基础上，必须攻结滞，通降肠胃，调醒胃口，使能进食，方能使本病得救愈。否则，只是养阴补气维持现状，预后难料。据此，遂处方：肉苁蓉、生地黄、火麻仁、玄参、枳实、厚朴、大黄、芒硝、生山药、黄芪、大枣，2剂，水煎服。医生抄方后说："王老师，取一剂吧。"此话使我猛惊，可能有误，方证不合拍。如此之病，反用大承气攻下。医者疑虑，使我尴尬难处。因为这是"大实有羸状，至虚有盛候"的重症。但经验告诉，如不依法治之，此病难以获救。然若有万一……既然认准，治病救人要紧，无可畏惧。两剂照服。次日诊视病房，患者未服药，为什么？家属无言以对，但为了救治患者，多方解释，力劝进药。一剂后，腹有微痛，并嘱其继服，第二剂服完，便下燥屎数枚硬如石，遂又取第三剂服完，燥屎尽，已能进食。继用党参、白术、茯苓、生山药、

肉苁蓉、砂仁、当归、鸡内金、陈皮、焦三仙，补气、养阴、健脾、醒胃之法调治。一周后即能下床活动，两周后病愈出院。后访已上高中。

按语

对本案的治疗，感受万千，如此羸弱之症，不去养阴补气，而用大承气类，实属方证不合拍。遭人疑虑是很自然的，因为这是"大实有羸状，至虚有盛候"的重病。治吧，会有"孟浪"之嫌；不治吧，那是失掉一个医生的天职，贻误病机，给患者增添痛苦，是医者之过。如果在"进退维谷"之际，采取"不求有功，但求无过"，只求稳妥平安，不负责任，以"人参杀人无过，大黄救人无功"之信条应付患者，专补患者之虚，愈病与否于不顾，反正是补药，都无过失……如此非分之想，还能称得上医生吗？更谈不上合格了，猛醒之，这不成了"不学无术"，遇到患者无法应治的庸医了吗？古人云："医者仁术也。"仁爱慈善地对待患者，以精湛的医术救治患者。"仁术"兼具，才算是一个合格医生。要"厚德博学"，缺一不可。由此亦忆起已故名老中医刘老师的故事，其临床经验丰富，治病认真负责，曾治大脑炎，生石膏以"斤"论治，可谓绝无仅有。若不是卓效治愈患者，恐亦会给后人留下话柄吧！由此体验：治病难，治难治之病更难。最后以张磊老同学常说的一句名言作为本文的指南吧："下笔虽完宜复思，用心已到莫迟疑。"谨书此案，总结经验，吸取教训，以利后学。

"万病不治，求治于肾"的临床意义

"万病不治，求治于肾"，为历代医家所重视。为什么？因为不少疑难病的发生与治疗，都与肾有着密切的关系。如再生障碍性贫血（再障）、先天性非溶血性黄疸、消渴症、脉管炎等。肾属先天，内寄"真阴"，精生于此，气化于此。为生命之起源。能生人育人，繁衍后代，故称"命门"。"五脏之阴非此不能滋，五脏之阳非此不能发"。"肾"既是先天生育之"本"，又有培育后天之功能，增加免疫，促进生长发育及再生能力。如此为"万病不治，求治于肾"奠定了理论基础。临床体验，不少病治疗不效，若从肾论治，均能取得明显效果。以案例证之。

✦ 案一

补肾治再障。王某，男，14 岁，于 1999 年因再障就诊，虽经住院及多处治疗，病未见轻，症状仍然，面色苍白虚浮，体弱虚胖无力。时流鼻血，脉浮大，舌淡白。

再障之因是因骨髓造血干细胞功能不足所致，并与促红细胞生成素减少有关。那么，中医理论认为，治疗再障必以补肾为治疗方向及目的。"肾主骨，骨生髓"。补肾就是治其根，培其本。补骨生髓，使骨骼再造新血。补血只是维持现状，支持一时，然病是治不好的，以左归、右归加减治之。

熟地黄 60 g、山萸肉 30 g、枸杞子 20 g、山药 30 g、生地黄 30 g、龟板 30 g、鹿角胶 10 g（烊化）、补骨脂 20 g、菟丝子 30 g、仙灵脾 15 g、桑寄生 30 g、牛脊骨 500 g（另炖）、怀牛膝 30 g、生甘草 15 g，以此方为主，据症加减治疗，获得满意效果，鼻血偶尔一次，病情稳定，精神好转。

本方以生熟地黄、龟板、鹿角胶、牛脊骨、枸杞子等补肾之阴精，补骨生髓，增加红细胞的造血物质；以仙灵脾、鹿角胶、菟丝子等温补肾阳。激发肾上腺分泌促红细胞生成素，增强红细胞的造血功能。本方阴阳俱补，阳中有阴，阴中有阳，相互激惹利用，热而不燥，阴而不寒，相得益彰。

✡ 案二

补肾治"先天性非溶血性黄疸"。

李某，男，18岁，学生，2002年就诊，确诊为"先天性非溶血性黄疸"。身黄、尿黄二年，面色黯黄无光。总胆红素 62.6 mmol/L，非结合胆红素 56.7 mmol/L，症类似中医之"女劳疸"。其病位在肝，其因在肾，皆因先、后天之肾精不足所致。其病是肝葡萄糖醛酸酶不足，不能使游离胆红素结合成直接胆红素，使血中非结合胆红素升高而形成黄疸。但其病因是由于先天肾气不足所致。对其治疗就必须补肾。乙癸同源，肝肾同治。肝无补法，肾无泻法。补肾就是补肝，泻肝就是泻肾。补肾之阴精以涵养肝木之生化。木生酸，酸生肝，此酸是否与葡萄糖醛酸酶有关，尚待进一步检测证实，但始终以补肾之阴精治之，以增加肝木之生化疏泄功能，将病很快治愈，亦是补肾治难病的例证（另有医案，请阅"医案篇杂病类"）。

✡ 案三

补肾治消渴。

何某，男，46岁，消渴已7年，已合并肾病，尿蛋白（＋＋），空腹血糖 7.6 mmol/L。体胖，血脂高，求服中药。

处方：山萸肉30 g、熟地黄30 g、丹参30 g，三味当茶泡饮。三个月后，尿蛋白消失，血糖稳定在 7.0 mmol/L。依上方加灵芝10 g、首乌15 g、鬼箭羽15 g，当茶继服，一年后追访，血脂、血糖、尿蛋白均在正常范围，体质由胖变瘦，精神好转，病已痊愈。三年后追访，已停药近一年，仍均正常。这里尚需说明一点：节欲保肾很重要。

按：消渴之症，中医认为属肾虚水不润土，肝木不疏土，脾气下脱，升降运化功能衰减，使血糖升高，尿糖增多。故治疗消渴就应补肾、健脾、和肝疏土。

✡ 案四

血栓闭塞性脉管炎，可谓是一疑难病，患者多，治疗较难，其发病特点主要集中在寒冷地带，嗜烟者，男性青壮年居多，女性极少。为什么？这与它的发病因素有关，除寒冷、嗜烟、饮食结构不合理外，还有一项重要因素是，前列腺素的不足，使血液凝结，形成血栓，从而导致"血栓闭塞性脉管炎"。治疗上所以困难，就是因为男性青壮年在治疗期间，不能节欲保肾，使前列腺素继续丢失，增加病情，治疗应补肾、通经、化瘀。补肾是补充其前列腺素的再生，但补没有丢失的多、快。这就是治疗上的困难。笔者在郑州创建一脉管炎医院——惠民中医脉管炎专科医院，专治脉管炎，患者有全国各地的，案例多，请参阅。在此不再举案例。

以上仅举数案例说明治"难"病，求治于肾的效果，以及依肾诊治的必然性。不少慢性疑难病，短期不可能治愈。如能从肾论治，培其正气，增加免疫功能，扶正驱邪，是对慢性病的最有效的治法。但在治疗的同时，一定要节欲保肾，养精蓄锐，才能攻邪祛病。有多少慢性病能治愈而不愈，其问题就是因不能节欲保肾。故对慢性难医病的患者，在求治于肾的同时，自身的节欲保肾更重要。这就是"上工治未病之病"的意义。为了健康、幸福，珍重吧！

补肾治疑难病，其治疗作用与现代医学的骨髓造血干细胞移植相类似。因肾属先天，为生命之起源。肾主骨，骨生髓，骨髓造血干细胞减少，与促红细胞生成素有关。补肾的目的（补肾之阴阳就有明显的性激素作用），就是使促红细胞生成素激发骨髓造血干细胞，促使红细胞的增生。故补肾治疗再障效果很好。

"肺痨"难治，难在何处

王某，男，37岁，医生，1969年因抢救一临危肺结核患者而染上肺结核，突发高热，体温38～40℃，咳嗽，吐血，盗汗。曾到河南省结核病医院诊治。X线片示：双肺呈片状病灶，右肺尖有一3 cm×3 cm之空洞，诊断为空洞浸润型肺结核。因空洞不易闭合，医生建议将右上肺叶切除。因经济问题，只好作罢。回家服西药治疗，并配合休息，一年后复查，空洞缩小，但未闭合，双肺仍呈片状阴影。因无钱继续服药，只好用土单方治之。寻思之，胆汁最苦，其性寒，苦寒就有清热解毒之功效。此物又到处皆是，不用花钱，何不一试。因太苦，可与蜂蜜同服。既能减少苦味，又能增加营养润肺的效果。于是就用蜂蜜1斤、猪苦胆1个，将汁掺进蜂蜜内，将盛蜂蜜的碗放在水锅内隔水炖半小时，即成蜜胆浆，每次1～2汤匙，早、晚饭后各服一次。如此服了四个月，经X线片复查，不仅病灶全钙化，空洞亦全闭合，钙化结节痊愈，医生亦感到效果惊奇。以后多次复检，均系陈旧性钙化斑点。从无反复。

按语

肺痨的确是一缠绵难愈之病，其难在何处？为何本案例就能很快彻底治愈，就此谈两点讨论意见。

1. 本案所以很快治愈，是能做到"清心寡欲"。 正如《黄帝内经》云："食饮有节，起居有常……恬淡虚无，真气从之，精神内守，病安从来。"更遵"嗜欲不能劳其目，淫邪不能惑其心"。如此"志闲而少欲"的养生戒欲，使"肾"元真之气存于内，保持生命的旺盛力（免疫之功），难治之病亦易治愈，慢性病之所以难治，可能是未守戒规，不是静心养身，而是"以酒为浆，以妄为常，醉以入房，以欲竭其精，以耗散其真"。即纵嗜欲而伤精、气、神。好营养，好治疗，亦难收功。我的堂弟及侄儿皆因此不治而亡。又如一壮年脉管炎患者，病已数年，经治疗效很好，冷、痛大减，脚面溃疡将要愈合，但不听劝告，与女友在一起，使病情反复，延长愈期，甚而加重。之所以反复提出戒欲的问题，是想让慢性病患者能很快愈病。否则，达不到目的。

2. 胆汁的抗痨。通过本案例的治疗，认定效果很好。"胆，苦寒入肺、肝、大肠，有清热解毒之功效，治肺热咳嗽、百日咳等有效"。据此，借来治肺痨，竟达到意外的效果，使难治之肺痨在短时间内很快达到彻底治愈，可谓奇功！故而记之，以供参考，深究。

中医治"肾"病——宣肺、健脾、补肾

"肾",中医的概念有二,即先天生殖之肾与后天泌尿之肾。此处所谓"肾"病,系指后天泌尿之肾病,即肾不气化之水肿病。为了概念清楚,认症明确,治疗准确,不妨以急、慢性肾炎等病的病因、病理症状作为依据,以中医中药之理,并以中西医结合之观点进行认识和治疗,似觉更新鲜一些,或能更进一步提高疗效。

急性肾炎

西医认为,本病是在受溶血性链球菌入侵后,引起的呼吸道疾病(如咽喉炎、扁桃体炎等),或皮肤病(如疮疡疖子等)所产生的内毒素,通过自身免疫系统导致免疫反应,引起肾小球内皮细胞、系膜细胞增生,从而出现血尿、蛋白尿、水肿等临床症状。对其治疗首先就是消除发病之因——感染灶。这为釜底抽薪之治,以使其症状血尿、蛋白尿、水肿等易治愈。

本病应属中医学中"风水"范畴。两千年前的《黄帝内经》对此病已有了初步认识。《素问·水热穴论》:"……肾汗出逢于风,内不得入于脏腑,外不得越于皮肤,客于玄府,行于皮里,传为胕肿,本之于肾,名曰风水。"并提出:"其本在肾,其末在肺,皆积水也。"

此说虽较简朴,不像电子显微镜下的内皮细胞及系膜细胞增生的病变详细入微,但却基本认识到了"风水"的病因、病机是汗出当风,风毒之邪客于肌肤之间,肺失宣降通调,肾失气化分利,或发热恶风,水湿聚留而出现水肿、尿少、尿浊等症。对其治疗,不外"开鬼门,洁净府",即发汗、利小便。发汗就要宣降肺气,使风毒之邪从

"鬼门"而出；利小便就要扶助肾气，增加肾的气化功能，使水湿之邪从小便排出。

郭某，男，30岁，农民。1998年10月7日就诊。

主诉：近期体困，肢肿，眼睑及面部虚浮发胀。尿常规：血细胞（＋＋＋），尿蛋白（＋＋）。脉弦、细、数，舌红、苔少，体温37.8℃（腋下）。诊为：急性肾炎。

治疗：首应清热解毒，发汗、利小便并宣降肺气，增加肾的气化功能。并嘱患者严忌房事，忌辛辣。

处方：黄芪30g、防风10g、金银花30g、连翘20g、蒲公英15g、地丁15g、蝉蜕10g、石韦10g、广地龙20g、益母草10g、生地黄15g、白术15g、茯苓20g、猪苓10g、泽泻10g、白茅根30g，6剂。

10月14日二诊：症状大减。血细胞（＋），尿蛋白（－），水肿亦消过半。依上方加龙骨10g，牡蛎15g，6剂。

10月22日三诊：经查诸症均失。为巩固疗效病无反复，加服3剂。并以六味地黄丸善后。

按：急性肾炎之因，中医认为是风热毒邪，外可伤及咽喉肿痛，皮肤疮疖；内可伤及肺、肾。肺失宣降通调，肾失气化分利，引发诸多病症。清热解毒，发汗、利小便，是其正治之法。

慢性肾炎

慢性肾炎属中医学中"水肿病"范畴。其病因与肺、脾、肾功能失调有关。《黄帝内经》云"肾藏精"，为生精化气之源；"肾者主水""分清泌浊"。如肾病气虚，则"气化无权""不能分清泌浊"，出现尿少、尿浊、身肿等症。脾虚不运，肺失宣降通调。不仅加重水肿，更能激惹"肾"之"作强之官"，使血压升高。治应宣肺、健脾、补肾。

孙某，男，54岁，农民，2003年10月28日就诊。

主诉：腰困，尿频，双下肢凹陷水肿，尿蛋白（＋）。

查：脉数、舌红、苔白厚。心率100次/min。血压145/100 mm-

Hg，脉症合参诊为慢性肾炎。治以健脾运化，补肾利尿。

处方：黄芪 30 g、白术 15 g、茯苓 30 g、益母草 30 g、蝉蜕 10 g、广地龙 20 g、菟丝子 20 g、桑寄生 20 g、杜仲 15 g、泽泻 10 g、白茅根 30 g、萹蓄 15 g、瞿麦 15 g，6 剂。

11 月 4 日二诊：尿蛋白（－），肢肿减轻，心率 90 次/min，血压 150/100 mmHg，依前方加川牛膝 30 g，6 剂。

11 月 11 日三诊：尿蛋白（－），下肢肿虽轻仍肿，心率 92 次/min。血压 140/100 mmHg，脉弦数。据症调方，治以疏经通脉，补脾强心利尿。

处方：丹参 30 g、川芎 20 g、怀牛膝 30 g、广地龙 20 g、党参 15 g、五味子 10 g、茯苓 30 g、白术 10 g、泽泻 10 g、毛冬青 30 g、鸡血藤 20 g。依此方服至 11 月 26 日检查：水肿消失，尿蛋白（－），心率 80 次/min，血压稳定在 140/80 mmHg，病愈。

按：本患者虽治愈，但却产生疑问。

1. 尿蛋白消失后无反复，其他症状不愈，诊断为慢性肾炎是否有误？是否应诊为隐匿型肾炎？

2. 按慢性肾炎治疗水肿、高血压、心率快而不愈。而按高血压、高血压性心脏病、脉道受阻治之而诸症均愈。如此看来，一是诊断可能有误；再则病症之间是相互影响祸及的。肾病可致高血压，高血压亦可祸及心肾功能而引起水肿。故治病既要明白本病的病理变化，又要考虑到各系统病症的相互影响。那么，治疗的方向、目的就会清楚明白。

肾性水肿（肾病综合征）

王某，女，10 岁，学生，1977 年就诊。

主诉：全身肿胀。目前面部出热毒疖子，出现尿频、尿少、眼睑肿、肢肿。到地区医院住院治疗，症状有加无减。诊断为肾病综合征，呈高蛋白尿，高胆固醇血症，高度水肿，低蛋白血症的"三高一低"症。用抑制剂环磷酰胺、激素联合治疗一段时间，病情未有好转。听某患者介绍，用氮芥治愈了此病，建议医生采用，医生未采纳，于是回家治疗。中药加氮芥、激素联合治疗。

处方：黄芪 10 g、白术 10 g、茯苓 10 g、金银花 15 g、连翘 10 g、蒲公英 10 g、地丁 10 g、益母草 6 g、浮萍 6 g、蝉蜕 6 g、车前子（另包）10 g、白茅根 30 g、生甘草 6 g，每日一剂水煎服，10 剂。

地塞米松：日 2 次（维持量）连服 10 日。

氮芥：针剂 1 mL × 10 支。用法：第一天 0.1 mL，用生理盐水 10 mL 稀释后，静脉注射。每日一次，以后每日递加 0.1 mL 注射。连用 10 日注完。

上药用完后，肿渐消退，尿蛋白亦转阴。后经过检查，一切正常，病愈。

按：肾病综合征是自身免疫性疾病，引起肾脏混浊肿胀，肾小球滤孔增大漏蛋白，肾小管肿胀利尿不佳。免疫抑制剂的毒性较大，这是"不得已而为之"。所以医生用之亦是小心翼翼的。这是医生对患者的爱护，何况氮芥毒性较大，医生不予采纳应正确理解。

中医认为，本病是外受热毒之感。热毒内攻，蕴热瘀阻尿路，肾失渗泄而引起全身肿胀，故治疗应以清热解毒，化瘀利湿为治法。再加上免疫抑制剂，连用 10 日，使病情好转而愈。愈后，病无反复，发育正常。中医理论认为：有斯证，用斯药。只要辨证正确，用药恰当，难愈之病还是能治愈的。故录之，以供参考。

脉管炎的病因何在？为何特别强调保肾

血栓闭塞性脉管炎，在周围血管疾病中，是发病率最高，损害最严重，治疗亦较棘手的慢性疾病。本病绝大部分发生于男性青、壮年，女性罕见。本病属于中医学"脱疽"范畴，因古人尚未认识到"脱疽"是由于脉管闭塞所引起的症状，故只能将"脱疽"视为一独立病诊治。不过近代从病因上已认识到"脱疽"与"寒冷学说""吸烟学说""情志刺激""性激素学说"等有关，但均未能肯定其确切病因及其发病机制。笔者根据血栓闭塞性脉管炎绝大多数为20～40岁男性青壮年之发病特点，以为应该思考"性激素"是否是本病发病的决定性因素呢？因此，提出这一问题进行讨论，欲求抛砖引玉。

血栓闭塞性脉管炎患者，绝大多数发生在寒冷潮湿地带，又是长期嗜烟者。例如，我国东北地区患病率之所以高，正是因为处于这一环境中。"血得寒则凝，得热则行"，寒冷可以收缩血管，引起凝血。长期嗜烟者，尼古丁等可兴奋血管收缩中枢和交感神经，并可促进肾上腺髓质分泌更多的肾上腺素，而致周围血管收缩，甚而痉挛，使血流缓慢，血压升高，血管内膜受损等。故寒冷、嗜烟都是本病发病的重要因素。但问题在于男女同处在寒冷地带，又都是嗜烟者的情况下，为何发病的绝大多数为男性青壮年呢？这一倾向性疑问值得思考和研究。据此设想：血栓闭塞性脉管炎的诸多病因中，性激素是决定性因素，而寒冷刺激、长期嗜烟等只是发病的条件。

人体的性激素基本分雌、雄两种，两种激素在男女身上都是存在的。不过男的以雄性激素为主，女的以雌性激素为主，从而才能显示出男女性的特征差异。既然血栓闭塞性脉管炎的发病绝大多数为男性青壮年，那么，不得不从男性激素的变化找原因。中医学中之"房劳过度"即是过多的性生活，伤及"肾"的"元阴""元阳"，即先天之精气，从而导致阴阳失衡，气血失调。但从此尚不能解释血栓闭塞性脉管炎的发病机制。如果用现代医学知识剖析性激素与血栓闭塞性脉管炎发病的关系，就比较容易了。

男性青壮年过频的性生活，可以引发血栓闭塞性脉管炎，其机制不在性激素的强弱，而在于因频繁的性生活而过多地丢失了前列腺素的缘故。前列腺素的衰减，才是发生脉管炎的内环境病理的基本条件，加上寒冷刺激、长期嗜烟、高脂血症等因素的结合，使脉管内外都受到攻击而发病。即前列腺素的衰减是血栓性脉管炎发病的根本原因，而寒冷、嗜烟等，却是发病的条件。我们尚须了解前列腺素在人体的功能。

前列腺素首先是在前列腺被发现，故命名为前列腺素，但产生前列腺素较多的器官是精囊，它的类似衍化物有多种，如前列环素、前列腺素 E_1 等。其功能主要有：①保护血管内皮细胞，减轻高血脂对内皮细胞的损伤。②扩张血管，抑制血小板的聚集。③抑制动脉粥样斑块形成，并促使其消退。④缓解平滑肌痉挛，改善肢体血液循环等。由此可知，如果因各种原因导致前列腺素在人体的衰减，就意味着血栓闭塞性脉管炎的发病已存在内环境的病理，加之寒冷，长期嗜烟等外界因素的损伤而发病。

由此可以得出如此结论：①血栓闭塞性脉管炎之所以男性青壮年发病率高，正是由于其过多的性生活而丢失了过多的前列腺素的缘故，使血管内环境失去了保护作用。②近代应用前列腺素类药物，临床治疗血栓闭塞性脉管炎所取得的显著效果，更支持了前列腺素的衰减，是血栓闭塞性脉管炎发病的根本原因。这一论点是否正确，尚待同道讨论赐教。不过经过"通脉汤"长期的临床治疗，治愈了不少需要截肢的患者。如果不能节欲，治疗效果就差，甚而会使病情加重。下以案例证实。

孙某，男，32 岁，工人，2005 年 10 月 8 日初诊。

主诉：脉管炎已近 8 年之久，脚面溃疡多处，经多家医院诊治，都需要截肢。因不愿截肢而求服中药。

查：左下肢消瘦，皮色黯紫，脚面多处溃疡。疼痛难忍，发凉。夜间疼痛难以入睡，痛苦不堪，脉弦迟，舌暗红、苔白。

诊断：血栓闭塞性脉管炎，脚面溃疡。

处置：戒烟、节欲、保暖，戒躁怒。每日外科清理疮面，中药一剂。

处方：丹参30 g、川芎30 g、广地龙30 g、鸡内金30 g、黄芪30 g、川牛膝30 g、蜈蚣2条、乌蛇30 g、桂枝10 g、附子10 g、干姜10 g、细辛4 g、乳香10 g、没药10 g、甘草10 g、菟丝子30 g、龟板15 g，水煎服，每日一剂。

以此方加减调理5个月之久，诸症大减，下肢疼痛基本消失；脚面溃疡大部愈合，已近痊愈之日，皆大欢喜。就在此时，与女友同居，不久，病复转重。懊悔不已。

按：通过这一案例的观察，性生活与本病的发生有关，对其治疗同样有影响，治疗时节欲是关键。避免前列腺素的丢失，可以保护血管内皮细胞，扩张血管，抑制血小板的聚集，防止动脉粥样斑块形成，缓解平滑肌痉挛，从而改善肢体血液循环。由此推论，频繁的性生活，对血液循环大有影响。

治咳喘：驱邪、消痰瘀、开利肺气

咳喘病，概括了急慢性气管炎、喘息型气管炎等病，虽有寒热轻重之不同，但在病因上都是受外邪所侵，其病位在肺；从病理上又都具有充血、水肿、痰涎等，从而导致气道阻塞不利，致呼吸困难，出现咳嗽、气喘等症；对其治疗虽同中有异，或异中有同，而大体上又都以发散外邪，消除痰瘀，止咳平喘等为治法。故将近似类同之病在一块论治，起到了删繁就简的作用。

中医认为，肺主气，司呼吸，为全身气机升降出入之道路。肺道清肃，则升降出入之功能正常。如果外受邪气侵扰，内受痰涎阻塞，气机紊乱，于外不能宣发，于内肃降受阻，随之出现咳嗽、咯痰、喘息满闷、呼吸困难等病症。

对其治疗，原则是宣肺、化痰、逐瘀等，以畅通气机为目的。同样补肾润肺，培土生金等，亦是为了增强体质、提高免疫功能，以达肺气畅通，杜绝喘咳之源。故对年久症杂、病重者，应随症加减变化应对。有斯症，用斯药，患者或能得救。

✡ 案例

高某，女，36 岁，2002 年 5 月 5 日就诊。

主诉：咳嗽、喘息已 6 年。呼吸困难，哮鸣音明显。血压 110/80 mmHg，心音（－），脉显数大，舌淡黯，饮食可。此症气道痉挛狭窄，并有痰涎堵塞，肺气不利。治疗必须开通肺道，通利肺气。

处方：炙麻黄 30 g、杏仁 15 g、辽沙参 30 g、桑白皮 20 g、当归 20 g、太子参 20 g、黄芪 30 g、广地龙 15 g、女贞子 30 g、干姜 10 g、白芥子 10 g、苏子 10 g、桃仁 10 g、炙甘草 15 g。6 剂，水煎服，日一

剂。

5月13日二诊：病症仍然，哮鸣音不减，将炙麻黄增加至45 g，其他药量亦有增减，服至5月27日，哮鸣音虽有所减轻，但仍有。又将炙麻黄加至50 g、黄芪60 g、辽沙参50 g等，至6月3日哮鸣音消失，病情稳定，直至6月16日呼吸音正常，血压亦在正常范围（110/80 mmHg）。饮食正常，精神好转。为了巩固疗效，使病不再反复，依方炙麻黄60 g，3～5日一剂，两个月后病愈，后访无反复。

按：中医治病的特点，就是辨证论治，在治因的基础上，辨证施治，随症应变，以治病救人为目的。有斯症用斯药，药量随症变化，过敏变态反应痉挛，严重呼吸困难，氨茶碱、激素已用有6年。中药辨证应对，如药量不济，不说治愈，就是缓解症状亦难说。不怕风险、议论，炙麻黄直用至60 g，直至症轻病愈。

中医中药治偏枯——半身不遂

缺血性脑病，就是脑血失养所致。由于年老体衰，气虚血少，气血不能上奉；或恣食肥甘，痰浊内生；或血管硬化梗阻、或栓塞等因素，致脑失所养，功能失常，从而发生了相应的多种症状。如语言謇涩，或手足麻木，活动无力，甚或半身不遂，上肢抬举不灵，下肢举步艰难等。但其发生病症的病理则一，都是因脑血循环障碍，使脑缺血、氧不能奉养所致。故将此类病名之曰缺血性脑病（与出血性脑病的治疗截然不同）。对其治疗原则就是或补气血，或通经活络，活血化瘀。总之，消除脑血管的阻塞，改善脑的血液循环等，增加血、氧奉养，以达症消病除。具体治疗应随症加减。如体衰气虚，血不奉脑者，要大补气血，使心、脑、肾都能得其所养；如系脑栓塞、梗死者，要加强通经活络的作用；如肝阳亢者，加平肝潜阳等。（如遇既梗又有轻微出血的患者，治疗比较棘手，"通"怕出血，"止"恐留瘀。此比单纯的出血性脑病的治疗更难一筹，故另作讨论。）下举案例以明之。

✦ 案一

郭某，男，46岁，2000年7月18日初诊。

主诉：右半身上下肢麻木无力数日。脉沉弱，舌淡苔厚。血压100/80 mmHg。气血虚衰，脑血运行不畅。诊为缺血性脑病。治以大补气血，通行经络。

处方：黄芪60 g、当归20 g、熟地黄30 g、川芎20 g、党参20 g、丹参40 g、天麻10 g、蜈蚣2条、广地龙30 g、白术20 g、茯苓30 g、升麻6 g，6剂，水煎服，日一剂。

2000年7月24日二诊：右半身麻木已无，仅有沉困感。依前方续服 6 剂告愈。

2000 年 8 月 6 日三诊，病愈无反复，血压 115/75 mmHg，患者唯恐反复，要求再服 6 剂巩固之。依前方减升麻，6 剂，后访无反复。

按：症属气虚血不上承，脑失所养，治疗必以升补气血，使脑得血氧，病则愈。

✸ 案二

罗某，男，48 岁，农民，1977 年就诊。

主诉：左半身无力，上下肢行动不便，手不能握，足不能迈。语言謇涩，口水多，近日加重。

查：舌淡、苔腻，眼结膜淡白。左侧上下肢活动力差，反应迟钝。血压 90/50 mmHg。此属气虚、血衰，血不上乘，脑供血不足，缺血氧所致，诊为缺血性脑病。治疗应升补气血，使气充血行，以济脑血之不足。以补中益气汤加减治之。

处方：黄芪 60 g、党参 30 g、白术 15 g、当归 20 g、丹参 30 g、川芎 20 g、熟地黄 30 g、生山药 30 g、蜈蚣 1 条、升麻 6 g、柴胡 10 g、桔梗 10 g、姜半夏 10 g、桂枝 10 g、姜 6 片、大枣 6 枚，6 剂，水煎服。

二诊：上药服后，症状大有好转，脉有起色，血压 105/70 mmHg，自觉行走有力。效不更方，依上方继服 6 剂。

三诊：左侧上下肢已能自由活动，行走有力，病属痊愈。为巩固疗效，加服 6 剂，后访无反复，正常参加劳动。

按：病系气虚、血衰，血不养脑，以升补气血为法治之，将病治愈。

✸ 案三

王某，男，68 岁，1998 年就诊。

主诉：近日半身无力，步态不稳，随意活动受限，由人搀扶就诊。

查：脉细弱微数，舌红、苔少。大便干，睡眠差，血压 100/65 mmHg。

诊断：气阴虚、血衰型脑供血不足之缺血性脑病。治应在养阴的基础上升补气血，通脉化瘀。

处方：黄芪 30 g、党参 20 g、当归 15 g、肉苁蓉 20 g、熟地黄 30 g、玄参 30 g、生地黄 15 g、女贞子 30 g、丹参 30 g、川芎 20 g、广地龙 30 g、柴胡 10 g、升麻 6 g、大枣 6 枚，6 剂，水煎服。

二诊：上药服后，诸症均轻，自己已能行走。血压 105/70 mmHg，脉弱。依前方加黄芪 20 克、党参 10 克，6 剂，病愈。

按语

以上三案，虽稍有差异，但症状都系半身不遂，仅有轻重的不同，从病因上都因气虚血衰所致血不上乘，脑血不足的缺血性脑病，对其治疗都是用补中益气汤加减，大补气血，并升提上行，以供脑血。虽亦配用通经活络、活血化瘀的药物，仅是配合升补气血之力，使气血畅行，因气率血行，气虚则率血无力，血衰则瘀。故以大补气血为主要治法，使气率血上行，辅以通经化瘀之品，使脑血充病愈。临床治愈此类患者多矣。只要不是误诊误治，治之是得心应手，治愈率很高。

✡ 案四

高某，男，34 岁，1998 年 10 月 10 日初诊。

主诉：左半身肢体麻木，手不持物，足如踩棉。活动不便，已有数日。脉缓，舌白微腻。血压 130/80 mmHg，别无不适。据症已属半身不遂轻症（脑血栓、缺血性脑病），治应通经活络，活气血。

处方：丹参 30 g、川芎 30 g、广地龙 30 g、女贞子 30 g、乌蛇 30 g、天麻 15 g、怀牛膝 30 g、鸡血藤 30 g、毛冬青 30 g、当归 20 g、白芍 30 g、生山楂 30 g，6 剂，水煎服。

10 月 16 日二诊：上方效显，肢麻虽轻尚存。依前方加黄芪 30 g，白芍易赤芍 20 g，6 剂。

10 月 23 日三诊：上药服后症失，已不显麻木，病愈。为不反复，上药加鸡内金 30 g，6 剂。

11 月 3 日四诊：症无反复，为将病彻底治愈，永不反复，依下方巩固些时。

处方：丹参30 g、川芎30 g、广地龙30 g、女贞子30 g、鸡内金30 g、生山楂30 g，12剂，日一剂。

按：本案亦属半身麻木不遂，但与前三案之病理有所不同，此案不是气虚所致，而是脑血栓供血不足引起的缺血性脑病，对其治疗主要是通经活络，活血化瘀，并没有补气药，虽症状同，但治疗上是有区别的，否则不仅治疗效果不好，还会引起严重后果，从以下数案即可看出，由于治疗不当所导致的麻烦后果，并不少见。

✦ 案五

侯某，男，40岁，1999年就诊。

主诉：自觉半身麻木不仁，但尚能活动。及时到医院检查，诊为早期脑血栓。输一瓶甘露醇，上肢抬不起，行走亦较难。因此求服中药。

查：面红而板滞，舌红、苔腻，脉弦有力。血压140/80 mmHg。上肢抬起困难，行走蹒跚。诊为阴虚于下，阳亢于上，痰瘀阻络，致缺血性脑病。治应养阴降火，化瘀通脉。

处方：丹参30 g、川芎30 g、广地龙30 g、鸡内金30 g、女贞子30 g、怀牛膝30 g、蜈蚣2条、水蛭4 g、鸡血藤30 g、生地黄30 g、玄参30 g、知母15 g、大黄10 g、桑寄生30 g，6剂，水煎服。

二诊：药后患者自觉无变化，已在预料之中，既然是血栓形成初期，治疗时间肯定要长。复受甘露醇之扰，治疗就更较困难。如不药专量大，实难攻散。依上方加川芎10 g、丹参10 g、全蝎10 g、土鳖虫10 g，6剂。

三诊：上药服完后，患者自觉上、下肢有蚁行感。此乃药已中病，气血将行之际。如此依方随症加减治疗，病症逐渐减轻。调治近两个月，症状全失，功能完全恢复，病愈。

按：脑血栓早期，应以通经活络，活血化瘀为主要治法。不能用脱水剂，用之能使栓塞板硬，增加病情，如不以大剂通经化瘀之品，很难奏效。误诊误治，都会给患者增加病痛。

✦ 案六

李某，男，45 岁，1996 年就诊。

主诉：左半身不遂。病史：原有高血压病史，某天突然感到头晕，左半身麻木，手足不灵活。遂到医院检查，诊断为脑血栓早期。输一瓶甘露醇后，左上肢已抬不起，左下肢发软，行走蹒跚不稳，经多方调治，效果不显，因来求诊治。查：脉弦硬，口眼呆滞，上、下肢活动不灵活，诊为脑血栓是正确的。但由于受甘露醇之扰，治疗比较棘手。我亦想尽办法调治，未见明显效果，只有停止治疗。

按：此案乃是受甘露醇之害。经甘露醇脱水后，形成硬块而不散。

✦ 案七

裴某，女，75 岁，农民，1998 年就诊。

主诉：上下肢无力麻木，走路不稳，但尚能行走。语言不灵活。

查：脉细弱，舌淡、苔白滑。血压 105/50 mmHg。诊断为气虚血衰性脑供血不足，缺血性脑病。治应补气血，活血化瘀。见到如此患者，在治疗方面是胸有成竹，几剂药治愈亦是心中有数，所以说出如此言语，是对她的后事惋惜之至。因患者不想吃中药治疗，想打针输液，只有到别处输液，但明告诫不能输甘露醇，结果输的甘露醇。1～2 日病情加重，3～4 日已卧床不起，人将亡还不知迷途而返，直到以此而终。这是患者的儿女亲口诉说。悲哀啊！

按：此三案与前四案的病情基本类同，由于治疗有误，却引起三种不同的严重后果。虽是患者的不幸，更是医界的悲哀。如对缺血性脑病与出血性脑病的病因、病理、症状等，心明如镜，对甘露醇的药理功能又很清楚，治疗作用又很明确，就不会对那些无脑水肿、脑压不高的患者轻而易举地去用甘露醇。《论语》云："知之为知之，不知为不知，是知也。"养成好学风亦是不易的。

总之，应据因而治之，结者散之，不足者补之，溢者收敛之。症虽有似，而因不一，治之不慎，会出现相反效果。

缺血性脑血管病的中医疗法

缺血性脑血管病，有急、慢性之别。急性者，是突然起病的脑血液循环障碍。表现为局灶性脑神经功能缺失，甚至伴发意识障碍，称为脑血管意外或脑卒中。慢性脑血管病是指脑动脉硬化症、血管性痴呆等。其病因有：血液成分的改变，如胆固醇、脂蛋白、纤维蛋白的增加，使血液黏稠，血流速度减慢；白血病、红细胞增多症、严重贫血等，引起血凝固性增高；动脉粥样硬化、高血压动脉硬化等，都易引起血栓形成，而致缺血性脑血管病。

缺血性脑血管病，相当于中医范围的"中风""偏枯""半身不遂"等证。

本病的病因虽多，但其病理有一共同特点，就是脑血管阻塞不通，血流循环障碍，脑局部缺血、缺氧所致的诸多症状。故对其治疗原则就是应尽早、尽快地消除脑血管的阻塞，改善脑的血流循环，增加缺血区的血、氧供应，以达到病除症消的目标。治疗的具体措施，现代医学是以溶栓、降纤、抗血小板聚集等为治法；中医是以活血化瘀、通经活络、化瘀浊、祛痰湿等为治法。中、西医理论虽不一，但治义相同。其治疗的共性就是使血管通，血流畅，才能使诸症向愈。在此大法的基础上，再结合肝火上扰、痰浊蒙窍、气虚血瘀，或肝肾阴虚等不同证型，予以分型辨证治疗，可使疗效更高更确切。治疗过程中是否应用脱水剂，应据病情而定。如大面积梗死，合并有微量出血，脑压明显高的，脱水剂是必要的，以减轻脑压。不然就会加重脑细胞的损伤，使病情加重。对此症的治疗是比较棘手的。不化瘀溶栓，血管不会通，病亦不会愈，但化瘀溶栓易使血流外溢；止血吧，又恐留瘀，使瘀塞更甚。然最好的方药是止血而不留瘀，化瘀而不致出血者，方为两全其美。在中医学中，三七可谓独具其能，活中有止，止中有活，能活能止，是治疗此证型的好药；如果病灶较小，病症较轻，又在早期，脑压症状不明显者，纵然在病理上出现有轻微的脑水肿，也切忌用脱水剂，用则逆。为什么？因为脱水剂能使栓块细胞外液脱失，从而增加栓块的凝结度，使其更不易溶解，促使病情有增无减，原能移步者，到一卧不起。犹如河道，水多易于行舟，纵有瘀塞，亦易冲散；如果水少，舟不行，瘀更甚。举例虽俗，其理则一。况且轻微的脑水肿，只要血管通，血液行，由于血管内外渗透压的差别，亦能使脑水肿消除。笔者亲眼目睹缺血性脑血管病，因用甘露醇脱水使病情加重者，临床不少见。切记：细心诊断，谨慎用药。

治慢性骨髓炎要扶正驱邪

骨髓炎即中医之"附骨疽"。其成因不外六淫客于肌肤，内注筋骨；或疔疮余毒流注筋骨；或外受损伤，感染毒邪内袭筋骨等。这些因素都能使气滞血瘀，化热成毒，腐筋蚀骨，而成本病。易发生在四肢，尤其下肢长骨多见，有急、慢性之分。急性者，如治疗及时合理，易于治愈。如失治误治，易转成慢性。慢性者，骨质增生、坏死、瘘孔、窦道形成，反复化脓，缠绵难愈。其症隐痛，流稀脓液、肌萎、神疲、体弱等。病程可达数年或更久。对其治疗，据多年的临床经验，必培补先、后天之元精、元气，填骨生髓，生肌长肉。曾治愈多例，愈后无反复。

✡ **案例**

段某，男，14 岁，1982 年 3 月 20 日就诊。

主诉：骨髓炎 4 年，已刮骨两次不愈。

查：右下肢股骨中段有一窦口，周围肌肉塌陷，向外流淌稀薄脓水。股骨肌肉萎缩，形体消瘦，行走不便。

治疗：自制经验方——固元清骨汤加减。黄芪 30 g、当归 10 g、人参 10 g、熟地黄 20 g、山萸肉 15 g、菟丝子 15 g、生首乌 15 g、生山药 20 g、补骨脂 15 g、骨碎补 15 g、金银花 60 g、蒲公英 20 g、地丁 20 g、桂枝 15 g、荆芥 6 g、川羌活 6 g、鸡内金 15 g、怀牛膝 20 g、生甘草 10 g，10 剂，水煎服。自制骨痹膏外敷，吸毒排脓水。

4 月 6 日二诊：药后症无变化。依前方加黄芪 10 g、白术 10 g、茯苓 15 g，10 剂，照服，骨痹膏 1 帖外敷。

4 月 20 日三诊：脓水减少，精神好转，依方照服 10 剂。

5月8日四诊：已无脓水，疮口周围肌肉已红润，皮温亦有好转。依上方10剂照服。

5月20日五诊：疮口红润肌肉长平，已将痊愈。依方照服，以作巩固。后访病愈，并上了大学。

中医防治肝病应全面调理

　　肝属木、主怒，喜条达而恶抑郁，是一大消化腺，消化吸收后的所有成分都要经过肝的处理后，而上升至心肺，周流全身。故肝病不仅是肝体本身的病，更与脾、胃、心、肺有着密切关系。受情志的激惹而抑郁，受外界风邪病毒的侵入而损伤，使肝郁而不疏，瘀而不行。下对肠、胃、脾不能上输而瘀滞，引发腹胀、饱嗝、呕吐、不食等病症；上对心、肺不能输疏水谷精微，化生气血，使气虚、血少，使形体瘦衰，久之，肝体损伤，瘀积成块。

　　治肝之本，就是疏肝、护肝，活血化瘀，使其血活郁解，上疏下泄，治肝之下，就是调理使肠能吸收，胃能升降，脾能运化，以疏泄肝之郁结；治肝之上，就要强心补肺，畅通血脉，以助肝之上达，浇心灌肺，营养周身，以使肝之郁得疏，肝之瘀得散。由于不慎，不少有效案例丢失，不能付梓，实属抱歉。

消渴病的因、治、防

因：脾气下脱不运化

中医所论"脾"之生理功能，《黄帝内经》早有论述："饮入于胃，游溢精气，上输于脾，脾气散精，上归于肺，通调水道，下输膀胱，水精四布，五经并行。"如果脾气下脱，运化失权，就会导致阴津下流。上不奉心肺则燥热，下不滋肝肾则阴虚。阴虚燥热复伤脾阴，不能化生津液，故有渴饮自救，食而不饱，形体日渐消瘦。正如《黄帝内经》所云"阴精所奉其人寿，阳精所降其人夭"之义。不少医家认为消渴病是脾的气阴虚所导致的诸多症状。清代林佩琴《类证治裁》提出"小水不臭反甜者，此脾气下脱，症最重"。《慎斋遗书》治消渴尤重脾阴。"盖多食不饱，饮多不止渴，脾阴不足也"。故治疗消渴就应补脾气救其下脱，固摄下流之阴津；滋脾阴化生阴津使身体得养。施今墨前辈提出的"固脾精"论点，黄芪配山药，苍术配玄参等对药即有救脾阳使水谷得化，滋脾阴使阴津化生，补气固脱，使津不下流之妙用。中焦健旺，津液化生，阳升阴布，则渴饮、神疲乏力诸症自除。

中医所论之"脾"虽未言及胰腺，实即包括其中。今论"消渴"之因，系"脾气下脱"，实质与今医所论"糖尿病代谢紊乱，主要由于胰岛素生物活性，或其效应绝对或相对不足引起"有相似之处。脾之气阴不足与胰岛功能不足有无平行关系有待进一步研究，但二者所引起的症状是相同的。尤其以益气养阴的方法治疗消渴的明显效果，亦是其有力佐证。

消渴病情是复杂的。在气阴虚这一病理前提下，还应整体认识，全面分析，才能探本求源。消渴病不仅与脾关系密切，与肝肾亦有一定关系。

脾与肾在消渴的发病机制上，可互为因果，相互影响。肾为先天，内寄元阴元阳。如先天不足或酒色不慎，则阴精暗耗。阴虚于下，阳亢于上，阴虚燥热遂生。土失水润而阴虚燥热，消渴证易于发生，脾肾阴虚阳亢似与邝安堃氏对"肾阳"研究的结果相似。"肾阳"有类似肾上腺素及肾上腺皮质激素作用。如"肾阳"亢奋，就会导致这两种激素分泌增多，其作用是抑制胰岛素的分泌，加快肝糖原的分解。促进糖质异生，并阻碍葡萄糖进入肌肉被利用有关。尤其在治法上给以补肾水除燥热以平衡阴阳，使阴不虚于下，阳不亢于上，加之健中焦，疏腠理，通壅塞，促津液生而不枯，气血利而不涩，阴精固而不消，以使水升火降，气复津生，的确起到了愈病之目的。故消渴病与肾的关系亦至为密切。

消渴之病主情志者有之，消渴之治责肝较少。消渴的发生与肝有一定的关系。肝属木，主疏泄脾土，喜条达而恶抑郁。如怒忧伤肝而郁滞，郁则木不疏土，不能滋生脾之运化；滞而不泄胰胆，不能助胃消磨。郁久血瘀化火。上则灼伤肺胃津液，下则耗伤肾阴。亦可致消渴证的发生。据现代医学研究证明，精神情志活动会引起某些应激激素分泌增加。如脑垂体分泌的生长激素，神经末梢分泌的去甲肾上腺素，胰岛细胞分泌的胰高糖素及肾上腺分泌的肾上腺皮质激素等，都是升高血糖的激素，并对抗胰岛素的分泌而致血糖增高。故治消渴的疏肝、解郁、理气、化瘀等法，就是为了调节情志，疏土健脾之运化，以达愈病之目的。

以上强调了阴虚燥热的病理变化。如久病不愈或寒凉太过，亦会导致阳虚不能蒸化固摄，津液多随小便下泄。病至此已属危重。痰湿、肿满、食少便溏、骨瘦如柴，甚而昏不知人等虚象毕见。甚而别证可见，凶险立至。《医家心法》云："……而土味下泄矣。此先后天真气已绝，而为克贼之证，不死奚为？"此时治疗，应急救阳气为主，但不能单纯补阳。仍要以阴中求阳，阳得阴助，才能温而不燥，生化无穷。

如不救阳就会危及生命。

总之，消渴之因、治，以脾之气、阴虚为主要病理。但更强调整体调节。如补脾之气阴以运化中土；滋肾之真阴平衡阴阳以温化中土；疏肝胆之郁滞以疏化中土等，使津生而能散，浊降而不失津。中医虽未言及胰岛等内分泌及代谢功能失调，但其义深含其中。此点有待临床实践中，从内分泌及代谢方面，用现代检测手段来验证。

治：健脾运化调理肝肾

中医认为"消渴"之因是脾之气、阴下脱，对"消渴"的治疗主要责脾。补脾气以固阴津下脱，救脾阳激发运化功能，滋脾阴以化生津液。中焦健旺，则液化、津生、阴布，渴疲自除。这是多数医家所共识。然为何又强调兼理肝肾？因消渴的发生及治疗与肝肾的关系亦至为重要密切。

肝主情志，喜条达而恶抑郁，怒忧伤肝而失条达，则郁而不疏，上不助脾运化水谷精微，致清阳不升；下不助胃消磨水谷，致浊阴不降，阴津下流，易致消渴之发生。据现代研究证明，精神情志活动与"消渴"之因关系至为密切。怒、忧、思等情志活动，能引起某些应激素的分泌大量增加。如脑垂体分泌的生长激素、神经末梢分泌的去甲肾上腺素、胰岛细胞分泌的胰高血糖素等，都是升高血糖的激素，并对抗胰岛素的分泌，使血糖升高。故疏肝解郁，理气化瘀，调节情志，使肝气疏畅，是治愈消渴不可少的治法。

肾主先天，为元精元气之本。如先天不足，复酒色不慎，致阴精暗耗，导致阴虚于下，阳亢于上，加之脾气下脱而失养，则成"火因水竭而益烈，水因火烈而益干"。故脾肾在消渴病的发病机制上可互为因果，相互影响。据现代研究表明：肾阳有类似肾上腺素与肾上腺皮质激素作用，这些激素都有升血糖作用。故消渴证的阴虚阳亢的病理，很可能与引起肾上腺分泌增多，既升高了血糖，又抑制了胰岛的分泌有关。临床上极力倡导滋补肾阴，平衡阴阳，其含义即在于此。绝不能单以降糖为目的。

总之，治疗"消渴"证，既治脾，又调理肝肾，以运化中州为目的。如补脾之气阴以运化中土；滋肾之"真阴"，平衡阴阳，以温化中土；疏肝胆之郁结，以疏化中土等，使津生而能布散，浊降而不失津。中医学虽未言及胰岛分泌及代谢功能失调，但其义深含其中。今以实践医案印证之。

★ 案一

王某，男，53岁，2010年4月11日就诊。三个月前，因家庭不和，急躁易怒，怒气伤肝，随致口干、食多。化验血糖19.2 mmol/L，尿糖（++++），服西药血糖降至14.5 mmol/L，不再下降，求服中药，症见口干、便干、消瘦，舌苔黄厚，脉弦数有力，血糖15.3 mmol/L。治以疏肝郁，平肝火，降胃健脾。

处方： 枳实10 g、大黄10 g、三棱10 g、莪术10 g、生地黄30 g、郁金15 g、花粉20 g、首乌20 g、白术15 g、鸡内金20 g、炒麦芽30 g、炒莱菔子30 g、葛根15 g、柴胡10 g、鬼箭羽15 g。

5月15日复诊：上药加减调理近一个月，服20余剂，诸症均减轻，情绪稳定，自觉全身舒服。但血糖仍徘徊在9 mmol/L左右。忽然醒悟，"乙癸同源，肝肾同治"，平肝解郁的同时，应滋肾水以涵木，使木不干枯，故加滋肾阴治之。

处方： 生地黄30 g、熟地黄30 g、山萸肉20 g、生山药30 g、玄参30 g、肉苁蓉20 g、首乌30 g、灵芝10 g、栀子10 g、郁金10 g、大黄10 g、枳实10 g、鸡内金20 g、鬼箭羽20 g、花粉20 g、丹参30 g。

6月3日复诊：上药10剂，多次化验，空腹血糖稳定在6.6 mmol/L。餐后血糖高峰值13 mmol/L，3 h恢复6.6 mmol/L并停药10日，血糖仍在6.7 mmol/L。2010年8月随访，一切正常，痊愈。嘱其抑情、节欲、控食、锻炼，以六味地黄丸善后。病愈。

✪ 案二

何某，男，46 岁，2008 年 5 月 8 日就诊。

主诉：病已 7 年，血糖 8.5 ~ 13.3 mmol/L，已合并肾病，尿蛋白（＋ ~ ＋＋）。高血脂，体胖，求服中药调理，停服西药。

查：空腹血糖 7.6 mmol/L，尿蛋白（＋），体胖，脉缓弱，舌淡红。治以养阴补肾，通脉化瘀，以补肾之元精气为主治之。

处方：熟地黄 20 g、山萸肉 20 g、丹参 20 g、人参 6 g、白术 15 g、鸡内金 20 g，开水泡，当茶饮，每日 1 ~ 2 剂。

2008 年 10 月 16 日追访，尿蛋白消失。血糖稳定在 7 mmol/L。血脂仍偏高。熟地黄 20 g、山萸肉 20 g、丹参 30 g、鬼箭羽 15 g、灵芝 10 g、何首乌 15 g，每日 1 剂，大茶缸泡饮。

2009 年 12 月，随访相告，上药茶饮未停。多次体检及平时检查，尿蛋白始终阴性。血糖、血脂均在正常范围，体质由胖变瘦，精神好转，痊愈。

2011 年 2 月 2 日追访：已停药一年，空腹血糖仍稳定在 6.0 mmol/L 以下。余均（－），精神状态很好。

防：通经化瘀，防治并发症

消渴病是因脾、肾气虚，肝郁不和调等脏腑功能紊乱，致糖代谢失常，使血糖升高，尿糖增多。但只要正确治疗是可以逆转，甚或治愈的。故消渴病不可怕，怕的是由它所引起的并发症。由于血糖高，使血液黏稠度增加，从而具备了并发症的病理基础，使血液滞留，血管内膜，甚或基底膜增厚，血流受阻，可引发很多并发症，如冠心病、脑动脉硬化、肾小球硬化、闭塞性脉管炎、视网膜病变等多种疾病。故治"消渴"之始，就应防治并发症的发生。临床经验告诉我们：在治消渴的同时，就应加上疏通血管、畅通气血的活血化瘀药物，使血液畅流不滞。以免引起血管硬化、血流阻塞等并发症的发生。笔者在治疗中，不仅疏肝、健脾、滋肾，更加上通经、活血、化瘀之品，使气不滞、阴不虚、血不瘀。临床常以丹参、川芎、女贞子、地龙、鸡内金等，通经活络、活血化瘀，以防并发症的出现。同时更提醒患者心情舒畅很重要。戒烟酒，择饮食，多锻炼等，如能配合得当，一定会身心健康，延年益寿！

医　案　篇

医案是临床治疗的真实记录，是理论与实践的有机联系。既能反映理论水平的深浅，又能提示临床治疗效果的正确与否。医学的真实价值离不开医案，医案的价值离不开疗效。医案是验证理法方药正确与否的主要依据。一部好的医案，应是病材翔实，辨证准确，诊断正确，又能明病因，知病理地去治疗。既有理论指导在先，又有临床效果验证于后。成功与否，都是好的医案。因为它是实实在在的、实事求是的好经验，能使人借鉴，尤其是初出茅庐的学子们，在应诊思路不醒时，或可有所启迪，有所裨益。作为一个师者，多么盼望每个学子在成才的道路上有所收获，有所成就。为科研、教学、治病，治难治之病，打好基本功，铺好成才之路。

"医者仁术也"。作为医生，当然要有精湛的医术，但更重要的是医德，就是对患者要有慈爱之心。急患者所急，痛患者所痛，认真为患者解除病痛。这是做一个医者最基本的条件，否则，怎能谈得上医生。如果行医草率，甚而不负责，就会给患者增加病痛，甚而贻误病情。这不是疗效高低的问题，而是生死存亡的后果，是对患者的不仁。慎而戒之。

外 科 病

头皮与颅骨全脱症

王某，女，8 岁，1964 年 10 月初诊。

主诉：头皮与颅骨全剥离，医院治之不愈，求吾诊治。我是刚从学校毕业，又没经验，怎么办？六年毕业的本科大学生，不仅是治，更要治好。不然就对不起培育我六年的老师们。用探针探查，从后到前，左右全是空的，间隙又小。抗生素前医已用了不少而未见效，腔隙又无脓水，考虑是否大头瘟的后遗症。此症很可能是热毒引起的。于是抱定决心：胆大救人，细心治病。在前额又开了一个口做引流。用清热解毒汤（自拟）内服，局部冲洗：金银花 20 g、连翘 15 g、黄连 4 g、黄芩 8 g、黄柏 6 g、蒲公英 10 g、地丁 10 g、生甘草 6 g，水煎服 600 mL，用法：400 mL 分 2 次冲洗局部，早晚各 1 次，200 mL 分 2 次内服，早晚各服 100 mL，冲洗后用纱布轻包头皮与颅骨接触。如此治疗两周，头皮与颅骨全部愈合，病愈。

按：这是我刚毕业时第一例比较棘手的外科病，给予治愈感到自豪与高兴。但首先应感谢所有教导过我的尊敬的老师们，我的每一点成绩都是你们辛勤浇灌的结果，这里给你们鞠躬以表敬意。

锁骨下结核性淋巴瘘

袁某，女，35 岁，农民，1965 年初诊。

主诉：曾患肺结核数年未愈，现左锁骨中下部有一约直径 0.5 cm 的开口，向外流出浅黄色的脓水。已有 2 年之久，体瘦、脉弱。如按常法治之恐无效。只有发挥中医中药之特点，按"虚劳"辨证治之。开方后，因无钱服药，只好以单方治之。

（1）牛脊骨 500 g（打碎）、黄芪 30 g、百部 20 g、白及 10 g，共煮服之，1~2 日 1 剂。

（2）猪苦胆 2 个、蜂蜜 500 g 共炖 30 min，每日 2 次，每次 2 匙。

（3）每日以医用酒精纱条蘸链霉素粉，塞管引流，每日一次。如此治疗月余，疮口长平愈合。

按：此病系多年不愈，已属气血双亏，治应扶正驱邪，但无钱服药，只好设法治之。以牛脊骨、黄芪、蜂蜜以扶正。以猪胆汁、百部、白及、链霉素、酒精等驱邪毒，蜂蜜还能牵制胆汁之苦寒，将多年不愈难治之病亦治愈了。此乃单方治大病。

乳房术后漏乳症

黄某，女，32 岁，农民，1965 年初诊。

主诉：因乳小叶术后伤口愈合不好，产后喂奶，伤口处向外淌乳汁。经多处治疗未愈。又不想再做手术。伤口已是陈旧性，愈合较难。内治已属无效，只有外治。思考再三，用三七粉 2 g、煅龙骨粉 2 g，伤口外用，以化瘀，敛口止漏，再用无菌纱布充填伤口，并用胶布加压固定，促使漏管愈合。如此旬余即愈，既不妨碍哺乳，又无毒副作用及不良反应。

按：医生治病就是解除痛苦，只要是为了患者，肯动脑子，想出办法，难愈之病亦会治愈的。以上三个病案是刚毕业后一年内遇到的外科病。对其治愈一则锻炼了自己，再则亦受到群众的好评，是最大的收获。

粉碎性骨折术后骨髓炎

冀某，女，51 岁，2007 年 11 月 27 日初诊。

主诉：2006 年 11 月，因车祸左股骨下端粉碎性骨折。经某医院钢架固定后两个月，感染化脓。将支架取出后，X线片示骨破坏严重，对位较差，骨髓腔模糊，已形成骨髓炎。髓腔向外流淌脓血液。窦口不红不肿，稍疼痛（代诉）。

诊断：粉碎性骨折术后骨髓炎。

治疗：清热解毒，化瘀排脓，补骨生精填髓。

处方：自拟"解毒化瘀补骨生髓汤"：金银花 30 g、蒲公英 30 g、地丁 30 g、蜈蚣 2 条、天花粉 20 g、黄芪 50 g、当归 30 g、党参 30 g、熟地黄 30 g、山萸肉 20 g、生首乌 30 g、补骨脂 25 g、骨碎补 25 g、怀牛膝 30 g、木通 10 g，30 剂，水煎服，日一剂。

冲服药：三七粉 30 g、炮穿山甲粉 15 g、牡蛎粉 60 g。共分 60 包，每日早晚随药各冲一包。

2007 年 12 月 30 日二诊：上药服后，脓水变稠，量减少。化验白细胞稍高，患者精神大有好转。依前方加蚤休 10 g 照服。

2008 年 3 月 30 日三诊：X 线片示骨完全愈合，髓腔充填。仅窦道有少许黄色液体，窦口不红不肿，已有发痒感，此乃气血已充，将愈之时。拟补肾健骨，大补气血，使伤口愈合。

处方：黄芪 60 g、党参 40 g、当归 30 g、山萸肉 30 g、熟地黄 60 g、生山药 30 g、补骨脂 15 g、仙灵脾 30 g、巴戟天 10 g、蜈蚣 2 条、天花粉 30 g、蚤休 15 g、菟丝子 30 g，20 剂，水煎服。

2008 年 4 月 20 日四诊：窦道长平，疮口愈合，病者已无任何不适，病已痊愈。

按：粉碎性骨折已是难治之病，又在术后感染形成骨髓炎，更属难疗。然五个月能治愈，实属最好疗效。说明中医治疑难杂症并不落后。更能从复杂的疑难病中求共性，择主因。温、清、消、通、补、泻，随症治之，效验卓著。

多发性无头疽

黄某，男，43 岁，厨师，加拿大华侨，2007 年 3 月 31 日就诊。

主诉：（代诉）患疮包已住院两个月。

病史：住院前胸胁两侧沿肋骨长出疮包数个，左四个，右三个，大小不一，大的 $5\ cm^2$，小的 $3\ cm^2$。皮色不变，表面光滑，软硬不一。疼痛难忍，靠服止痛药维持。低热、消瘦，饮食、二便尚可，行走自如，但自住院至今已有两个月，病情有增无减，已不可救药，欲转美国救治。病家不欲往，始求中医治疗。那时我在温哥华探亲，应邀在北京同仁堂坐诊。适逢如此重病，为救患者于万一，学习白求恩精神，扮作家属去医院探视病情。此举对否，顾不得评说，天地良心，救人为上。到医院一看，见到满身插管。开始切开两个疮口未愈合。疮包数目多，体积大。尾骶椎感染，插管引流。二便不通，腹大硬满，不能进食，下肢痿弱不任地。另有导尿管、胃管、吸氧管、输液管等，应有尽有。血培养有菌株。已成菌血症，病已如此严重，实属难疗。患者要求一试，权当扶危救难，行施天命。但药量药力不抵无益于病；治疗时间不长则病不愈。遂与患者家属约好，服中药治疗。

处方：黄芪60 g、人参30 g、当归30 g、金银花60 g、蒲公英30 g、连翘30 g、肉苁蓉30 g、地丁30 g、天花粉30 g、荆芥15 g、土茯苓30 g、皂角刺30 g、大黄10 g、生地黄30 g、全栝楼15 g、牡蛎30 g、鸡内金30 g、金毛狗脊20 g、玄参30 g、蜈蚣2 条、徐长卿10 g、生甘草10 g，4 剂，水煎服，日一剂。

2007 年4 月8 日二诊：药后，切开之疮包口有愈合之势。泻下了许多硬粪块和秽物，自觉腹部轻松舒服，已有食欲感。效不更方，依上方去大黄加黄芩10 g，4 剂。

2007 年4 月16 日三诊：疮口已愈合，疮面长平，已能食，精神好转。其他疮包未能攻破，依上方加炮穿山甲粉4 g（冲服），4 剂。并让患者家属请求医生切开疮包，就易治疗。

2007 年4 月25 日四诊：所插导管已全部取下，已能下床活动。但疮包仍未能攻破口。医生亦拒不切口，仍要转院治疗。无奈只好作罢，终止了治疗。可叹，可惜呀。结果如何，亦未可知。但通过对此病的治疗，却显示了祖国医药的优越性，更体现了国医是"仁道之术"。

按：疽，根深而恶毒，皮厚难破，疼痛难忍。多生于肌肉深部筋骨之间。分有头疽和无头疽。有头疽可有脓头一个或多个，多发于脑后或背后。如脑后发、上搭背、下搭背等之类；无头疽皮厚难破，根深筋骨，邪毒深伏，易破坏骨质。如附骨疽、贴骨疽之属。本案即属多发性无头疽。对其治疗，应多方辨证应付。在大补阴津气血的基础上，清热解毒，攻坚逐瘀排脓，拥邪外出。更要畅通肠胃二便，顾护胃气。肠胃不降，不能饮食；二便不通，不能排内热之毒，反而伤津耗液。这是极应注意"凡治病必察其下"的"经"训。"扬汤止沸不如釜底抽薪"。然治虽有效，却未能有果，实属遗憾。此非国医不威，属人情之不达。

骨髓炎——附骨疽

骨髓炎乃中医之"附骨疽"。"盖由元气素亏，风寒湿邪，乘虚入里，脉络受阻失和，致血凝气滞而发"。化热成毒，腐筋蚀骨而成"附骨疽"，青少年易罹患。治应补先天以壮骨生髓，补后天以助气血生化之源，清利脓水以排毒邪。曾治愈多例长期不愈的患者。

梁某，女，15岁，2001年8月4日就诊。

主诉：右下肢内踝上10 cm处疼痛不适2年，X线片示骨髓炎。对其治疗应培补先、后天之元精及元气，增骨生髓，生肌长肉，补气生血。

处方：黄芪30 g、党参15 g、当归10 g、熟地黄20 g、生山药20 g、山萸肉15 g、补骨脂10 g、骨碎补10 g、生首乌15 g、怀牛膝20 g、金银花30 g、地丁20 g、蒲公英20 g、紫草15 g、荆芥10 g、川羌活10 g、皂角刺15 g、赤芍10 g、土鳖虫10 g、红花10 g、木通10 g，12剂，水煎服，1~2日一剂。骨痹膏1帖，外敷患处。

8月24日二诊：药后疼痛大减，行如常人。依上方去荆芥、木通，12剂，照服，骨痹膏1帖，外敷。

9月18日三诊：已无任何症状，痊愈，患者唯恐不彻底，又依上方 6 剂，每日服一次，于 10 月 14 日告愈，无反复。

骨　折

段某，男，36 岁，2002 年 12 月 14 日就诊。

主诉： 右腓骨脚踝扭伤骨折，肿甚，肤色黑青，疼痛甚。体温：37.8℃。骨折处对位尚可。对其治疗，首应消肿、活血、止痛。只要瘀散肿消，接骨就容易了。

处方： 制乳香 10 g、制没药 10 g、苏木 15 g、当归 20 g、丹参 20 g、桃仁 10 g、红花 10 g、怀牛膝 20 g、土鳖虫 10 g、自然铜 6 g、川续断 20 g、泽泻 15 g、田三七粉 4 g（分 2 次冲），6 剂，水煎服。

12 月 20 日二诊：药后肿消大半，痛亦轻减多半。依上方照服 6 剂。

12 月 28 日三诊：肿已全消。疼痛轻微，以下治疗着重接骨。自制接骨膏外敷。

（1）散剂：乳香 30 g、没药 30 g、血竭 30 g、地龙 30 g、川续断 80 g、五加皮 100 g、红花 10 g。共为细面备用。

（2）红公鸡一只：将内脏去净，连毛、皮肉、骨捣成泥状备用（公鸡用活的，去内脏时不要杀死）。

（3）将公鸡与药面掺和在一起，并和均匀，再适当加一点酒和醋和匀。将药膏糊在骨折处，包扎固定，一周即愈。如骨痂未结成，依此法再重复一次即可。

骨痹证

李某，男，16 岁，学生，2004 年 9 月 23 日初诊。

主诉： 2 年前右膝关节红、肿、热、痛。经医院针灸，服药等治疗，病情有增无减，更引起了左髋关节疼痛，活动加重。X 线片显示：左股骨头关节内侧毛刺粗糙，凹凸不光整，腔隙变窄（轻度）。诊为：

无菌性股骨头坏死。

查：右膝关节肿大、红痛，活动受限。舌红、苔薄黄。脉弦细。

诊断：骨痹。治应补肾、祛寒湿、化瘀通痹。

处方：黄芪30 g、当归15 g、熟地黄20 g、肉苁蓉20 g、丹参20 g、赤芍10 g、桃仁10 g、土鳖虫6 g、制没药6 g、桂枝10 g、威灵仙20 g、独活10 g、补骨脂10 g、蒸首乌20 g、肿节风10 g、金银花30 g，10剂。

10月4日二诊：自觉髋关节痛减，余无变化。依上方去桂枝加川乌3 g，10剂。

10月16日三诊：膝关节痛减明显。效不更方，依上方10剂。

10月28日四诊：膝关节疼痛轻微如失。髋关节仍痛。依10月4方去独活加肿节风5 g，10剂。

11月9日五诊：膝关节痛失，肿大尚存。髋关节痛轻。为了巩固疗效，彻底治愈，依下方继服：黄芪30 g、当归20 g、赤芍15 g、没药6 g、土鳖虫6 g、丹参20 g、威灵仙20 g、肿节风10 g、肉苁蓉20 g、熟地黄20 g、补骨脂10 g、蒸首乌20 g、薏苡仁20 g，每两天一剂，连服3个月后复查，膝关节痛失，肿消多半，髋关节痛失，但活动时稍有轻微不适，已属痊愈。

按：中医之骨痹证，《黄帝内经》云："风寒湿三气杂至合而为痹也。……寒气胜者为痛痹……以冬遇此者为骨痹。"马莳注曰："盖肾主冬，亦主骨，肾气衰则三气入骨，故名之曰骨痹。"张介宾注云"阴寒之气，客于肌肉筋骨之间，则凝结不散，阳气不行，故痛不可当"，故治疗骨痹，首应补肾精以壮骨充髓，增加免疫力，祛风、寒、湿三气之邪；活气血，化瘀凝以通肌肉筋骨之闭结。以熟地黄、首乌、肉苁蓉、补骨脂等，大补肾之真阴，以丹参、赤芍、桃仁、土鳖虫、没药等，活血化瘀，以通肌肉筋骨之壅闭凝结；当归、黄芪补气血，使瘀散血行；用金银花者，因瘀久生热，以解其热毒也。治疗时间虽长，近半年之久，既治愈了骨痹证，又治好了因过服激素而致左股骨头的损伤，仅留下走路微痛之余患。

右下肢肿

李某，男，12岁，2003年4月26日初诊。

主诉：右下肢肿胀2年，经多方治疗未效。至今右下肢仍肿胀。

查：右踝静脉怒张，右肢温度稍高于左下肢。据此，不应是静脉瓣功能的问题。很可能是在2年前右下肢碰撞过，引起深静脉瘀塞不通。治应化瘀通经脉，兼以利尿。

处方：丹参15 g、川芎15 g、鸡血藤15 g、广地龙15 g、毛冬青15 g、女贞子15 g、生山楂15 g、鸡内金15 g、土鳖虫6 g、猪苓10 g、泽泻10 g、萹蓄10 g、瞿麦10 g、三七粉1 g（冲），10剂，水煎服。

5月8日二诊：上药服后未见明显效果，亦无不良反应。依前方加穿山甲粉1 g、三棱6 g、莪术6 g、减萹蓄为4 g、瞿麦4 g，20剂照服。

6月2日三诊：已见明显效果，踝肿见减多半。依前方随症稍有加减，服50剂病愈。愈后亦无反复。

双下肢肿

丁某，男，55岁，干部，2009年4月18日初诊。

主诉：近20天双下肢肿胀发凉。通过对心、肝、肾等的多项检查，未发现异常。脉沉涩，舌质红、苔薄，血压140/90 mmHg，追问病史知因精神刺激，肝郁、气滞，而致肝不疏泄、脾不运化、小便不利等，使下肢肿胀发凉，对其治疗应疏肝理气，活血化瘀，健脾利小便，开鬼门，洁净腑，驱邪外出。

处方：丹参30 g、川芎20 g、郁金10 g、广地龙20 g、柴胡10 g、鸡内金30 g、香附10 g、白术10 g、伏苓30 g、当归15 g、炒莱菔子30 g、炒麦芽30 g、车前子（另包）20 g、猪苓15 g、泽泻10 g，6剂。

2009年4月26日二诊：症状大减，肿胀若失，仅踝部稍肿，余无不适，心情好转。依前方 3 剂，隔日一煎，调理而愈。

按：双下肢肿应是全身病变所致；单下肢肿应考虑是局部病变所致。然全面体检未发现阳性体征。但绝非无病，应属于中医整体观之肝不疏泄，脾不健运，肾关不利的病变。故在疏肝、健脾、利尿及活血化瘀的治疗中，使肝疏泄，脾健运，肾关利，脉通络行而病愈。据此说明了中医之整体观与辨证观的特色，更体现了中医辨证论治的实质意义。

右下肢疼痛

朱某，女，38 岁，2000 年 1 月 10 日初诊。

主诉：右腿痛年余，时轻时重，遇劳当风加重。脉弱舌淡。此症应属气血虚受风，气血闭阻所致，即类同"血痹"。治以补气行血，通经祛风。

处方：黄芪 60 g、桂枝 15 g、当归 15 g、川芎 15 g、防风 10 g、白术 10 g、白芍 15 g、威灵仙 15 g、怀牛膝 20 g、生甘草 10 g、生姜 3 片、大枣 6 枚，6 剂，水煎服。

1 月 18 日二诊：症消过半，亦无不良反应，依前方加熟地 30 g、菟丝子 30 g，6 剂。

1 月 26 日三诊：药尽症失，病已痊愈。为不反复，依下方 6 剂，黄芪 30 g、当归 20 g、熟地黄 20 g、川芎 15 g、桂枝 10 g、白芍 10 g、生姜 3 片、大枣 6 枚。

按：此症多因当风睡卧，风邪乘虚而入。气虚血痹而成。故治疗当以补气血，通经络，祛风邪。

下肢痿弱

贾某，男，48 岁，2004 年 1 月 27 日初诊。

主诉：双下肢无力，肌肉跳动，小腿发紧，平卧明显，已半年。

因家事不和生气所患。脉弦数，舌红、苔薄黄，大便干燥，血压 140/100 mmHg。此症因肝郁化火，胃热伤津，脾失健运，致木不条达，肢失所养而无力。治应疏理肝木，清润阳明，扶脾健运。以达筋舒、肌健、肢强的效果。

处方：当归 20 g、赤芍 15 g、生地黄 20 g、香附 10 g、木香 10 g、枳实 10 g、厚朴 10 g、炒莱菔子 20 g、大黄 10 g、鸡内金 20 g、党参 30 g、白术 15 g、茯苓 30 g、肉苁蓉 30 g、牛膝 30 g、炙甘草 15 g，6 剂，水煎服，日一剂。

2 月 4 日二诊：药后自觉气顺、肠通、肌不跳动，肌力仍感蜷伸无力。治以健脾补肾。

处方：黄芪 30 g、党参 15 g、白术 10 g、茯苓 30 g、炒薏苡仁 30 g、生山药 30 g、熟地黄 30 g、山萸肉 15 g、杜仲 15 g、川续断 20 g、桑寄生 30 g、牛膝 30 g、甘草 10 g、菟丝子 30 g，6 剂，水煎服。日一剂。

6 月 12 日三诊：下肢肌力已多半恢复，蜷伸自主，亦可下床活动。依方续服 6 剂告愈，后访无反复。

按：肝主疏泄，主筋，脾主运化，主四肢、肌肉，如肝郁而不疏克土，脾失健运而四肢肌肉失养。首先引发肌肉跳动，四肢无力，在治疗上疏肝则木条达以舒筋，健脾运以营养四肢。

寒　厥

裴某，女，26 岁，1998 年 12 月 6 日就诊。

主诉：双下肢沉困、发凉、怕冷数年。

查：脉沉弱，舌淡、苔白。脚偏凉，色亦较淡。

诊断：气虚血衰而不达。

治则：补气血，通经脉，温阳。

处方：黄芪 60 g、当归 30 g、党参 20 g、白术 15 g、熟地黄 30 g、川芎 30 g、赤芍 15 g、制附子 10 g、干姜 3 片、细辛 3 g、丹参 30 g、广地龙 30 g、怀牛膝 30 g、土鳖虫 10 g、炙甘草 6 g，6 剂，水煎服。

12月13日二诊：上药服完后，怕冷失，沉困仍然。依前方加茯苓30 g、生山药30 g，6剂。

12月21日三诊：肢凉怕冷已愈。仍有轻微沉困症，气血仍不足。依方6剂，告愈。

股静脉栓塞

于某，女，60岁，内蒙古呼和浩特市干部，1994年4月就诊。

主诉： 左下肢肿胀多年，曾做手术未愈。1994年到上海检查，诊断为股静脉栓塞，上海医院建议来郑求余诊治。

查： 左下肢自股至足粗肿、皮厚、松弛下垂，皮色紫黯。静脉曲张如蚯蚓，青筋暴露如结节。沉重木胀，行走困难。股静脉栓塞，本不易治，加之病重时久，更属难疗。如脉不通，则肿难消病难愈。必须攻坚逐瘀，溶栓通脉，以达栓溶脉通的效果。

处方： 丹参30 g、广地龙30 g、川芎30 g、川牛膝30 g、皂角刺30 g、川贝母10 g、白芥子10 g、赤芍10 g、桃仁10 g、当归10 g，6剂，水煎服。

三七粉2 g、炮穿山甲粉4 g、生水蛭粉2 g，6剂，每日一剂，分成二次冲服。

二诊：上药服后，症无变化。自觉稍有轻松感。依上方加黄芪30 g、茯苓30 g、薏苡仁30 g、威灵仙20 g，6剂。

三诊：药后左下肢有蚁行感。这是脉要通、血将行之趋势。应加大通经活络的药力。依前方加蜈蚣2条、乌梢蛇20 g，6剂。如此据症加减调理至30剂，肢肿已消大半，后又据症加减变化服至60剂，不仅肿全消尽，且皮色改善。彩超示：栓塞消，侧支循环亦建立，病愈。为永不反复，又以10剂巩固之。

按： 通过对本案静脉栓塞的治愈，说明了通经活络、攻坚逐瘀的治法，对血管病有普遍意义；再则对长期不愈的疑难病，只要识症准确，辨证正确，投药咬症无误，难治之病还是能治愈的。因为这不是

"不治之症"，而是无力治愈之病。由此可知，一个医者，其责任有多么的重大。每治愈一难治之病，不仅受到患者及其家属无比的崇敬，更显示祖国医学的崇高威望。

静脉栓塞误诊案

袁某，男，39岁，2003年5月7日就诊。

主诉： 双脚水肿3个月。麻木、足踝皮色青紫，左重右轻。并伴关节疼痛，行走不便。医院根据彩超示：二尖瓣狭窄，心房扩大。诊断为二尖瓣狭窄致心衰之水肿，建议到北京某医院做二尖瓣修补术。方来就诊。

查： 双下肢足踝上下凹陷性水肿，皮色黯紫。浅静脉暴张，左重右轻，并伴发麻，沉困胀痛。手足关节疼痛。两脉弦缓，舌红、苔白。血压130/90 mmHg。听诊：二尖瓣区舒张期吹风样杂音1级，两肺呼吸音清晰，无干湿性杂音等。化验：ESR（红细胞沉降率）5 mm/h；ASO（抗链球菌溶血素O）（－）；RF（类风湿因子）（－）。

诊断分析： 根据上述症状、体征，患者系因肝火内郁，外受风湿侵袭经络，气血流通受阻，故肢节肿痛。此绝非心衰所致之下肢肿。其理由根据：其一，虽有二尖瓣狭窄，伴舒张期杂音（1级），左心房扩大。但肺部听诊呼吸音正常，无肺动脉高压体征，无颈静脉怒张，肝脾不大；其二，患者上五层楼不气喘，无心慌、胸闷、气短；其三，据化验结果，无风湿热病史。类风湿因子阴性，虽不能完全排除类风湿病，但类风湿引起风心病者少。据上分析，患者之下肢肿，并非心衰所致，况且并无心衰之体征。其下肢肿纯系中医之风湿闭塞脉道之风湿痹证。用现代的话说，即风湿性栓塞性静脉炎。

治则： 除风湿、通经络、化瘀血为主。

处方： 通经胜湿汤（自拟）。威灵仙、细辛、牛膝、川芎、丹参、毛冬青、广地龙、鸡血藤、猪苓、泽泻、萹蓄、瞿麦、三棱、莪术、土鳖虫、鸡内金。

上方据症加减变化，连服 48 剂，病获痊愈，上班工作，一年后随访，病无反复。

按：医者是消除患者的疾苦，维护身心健康的天使，诊断正确与否是性命关天的大事，绝不能草率。之所以不能诊断为二尖瓣狭窄心衰所致的肢肿，其重要原因是肺呼吸音无任何异常。

静　脉　炎

董某，男，58 岁，1998 年 10 月 9 日就诊。

初诊右脚肿近一年，左下肢沉困，伴前列腺炎。大隐静脉暴显。诊为静脉炎。治以通脉、化瘀、利尿、解毒。并配服己烯雌酚 3 片，每日 1/2 片。以减轻男性激素对前列腺的刺激。

处方：丹参 30 g、川芎 20 g、鸡血藤 30 g、金银花 30 g、怀牛膝 30 g、赤芍 15 g、桃仁 15 g、川大黄 6 g、海金沙 20 g、猪苓 30 g、泽泻 30 g、萹蓄 30 g、瞿麦 30 g、生甘草 10 g，6 剂，水煎服。

10 月 17 日二诊：肿消大半，小便亦觉轻松顺利，效不更方，依前方续服 6 剂。

10 月 25 日三诊：脚肿消尽，肢体亦不沉困，小便轻松，临床治愈。为了巩固疗效，兹将利尿药减量，续服一次。追访病无反复。

静脉曲张

李某，男，40 岁，农民，2003 年 10 月 6 日就诊。

主诉：因受风寒，下肢酸懒发困月余。

查：下肢静脉瘀血暴露曲张，轻微水肿。无咳嗽气喘之症。心、肺听诊无异常，腹平坦无静脉暴露。舌淡红、苔白，脉沉迟。据症分析，是因秋季劳累，复受风、寒、湿阻络，血回流不畅所致。以祛风寒、除湿、通经活络为治法。

处方：丹参 20 g、川芎 20 g、桂枝 10 g、威灵仙 20 g、羌活 10 g、

独活 10 g、五加皮 15 g、怀牛膝 20 g、广地龙 20 g、乌梢蛇 15 g、猪苓 10 g、泽泻 10 g，6 剂，水煎服。

10 月 13 日二诊：药后下肢酸困大减，静脉瘀血消，曲张显轻。依上方去猪苓、泽泻，加黄芪 20 g、白术 10 g，续服 6 剂。

10 月 21 日三诊：诸症失，痊愈。患者唯恐反复，依 13 日方去乌梢蛇，加鸡内金 15 g，生山药 30 g，3 剂，巩固疗效。

按：下肢静脉曲张瘀血，多为静脉瓣功能不全栓塞引起的。本病是因劳累过度，复受风、寒、湿困阻经脉络道，使静脉回流不畅，导致静脉瘀血曲张。以丹参、川芎、乌梢蛇、地龙活血通经；以二活（羌活、独活）、泽泻、猪苓、威灵仙、五加皮等祛风除湿，使病速愈。治病求本、明因辨证，才能治疗无误。如以此方治疗静脉栓塞症，尚属勉强。如治静脉瓣功能不全引起的静脉曲张，则方症不符，徒劳无功。

皮 肤 病

癌术后全身疣

赵某，男，75岁，农民，2007年9月9日初诊。10年前曾做过食管癌手术，至今左锁骨窝淋巴结肿大如拳头。全身满布黑褐色赘疣。疣上略显毛刺，疣底根细而软，疣体大者如花生米，小者如豆粒，稀疏不匀。自觉痒甚。胸腹背较多，双下肢较少。已是多方治疗无效。脉细弱，舌红、苔少。此属气虚血衰，热毒蕴蒸肌肤，外而受风湿邪毒侵袭。内外邪毒攘结而成，治应补虚、祛痰、逐瘀，清解内外邪毒。

处方：全当归20 g、炙黄芪30 g、黄精30 g、白芥子10 g、山慈菇10 g、胆南星10 g、白蒺藜30 g、白鲜皮30 g、乌梢蛇20 g、蝉蜕10 g、蜈蚣2条、地龙20 g、全蝎10 g、苦参15 g、皂角刺30 g、炮穿山甲粉3 g（冲）、威灵仙30 g，10剂、水煎服，日一剂，早晚饭前各一次。

2007年9月21日二诊：上药服完，双下肢之疣已脱落过半，无任何不适反应，身痒大减。效不更方，依上方加徐长卿10 g、蛇蜕6 g，10剂。

2007年10月7日三诊：全身赘疣已脱落净光，痒亦全失，表皮仅留褐色点状痕迹。疣已属痊愈，原有之淋巴结肿大亦缩小近半。以后之治，主攻淋巴结肿大。

按：疣是痰湿瘀毒蕴蒸肌肤而发。再加癌术后之余毒，如不用重剂祛痰逐瘀，清解内外之邪毒，实属难愈。在扶正的基础上，以白芥子、胆南星、山慈菇、皂角刺、炮穿山甲等化痰逐瘀，消肿散结解毒；更用乌梢蛇、全蝎、蜈蚣之毒以毒攻毒；以蝉蜕、白蒺藜、白鲜皮、威灵仙、苦参等祛除风毒，并止全身之痒。本方总的作用见化痰、逐瘀、解毒、通脉、祛风、止痒，故服20剂则病愈。治疗实践说明，治病要以驱邪为主，"邪去正安"，这是治病之目的。但医疗过程中，体虚者要扶正，而扶正的目的更是为了驱邪，不能以单纯补虚为目的。反之，亦要注意到，不要因驱邪而不顾体质之衰，药后使人一蹶不振。例如，癌术后之化疗，本是医者的爱心之至，欲将患者彻底治愈，以达延年益寿之目的。如若药之毒力超越了患者身体对药力的耐受性，药后不但起不了治疗作用，反而会损伤人体的生理功能和降低其免疫力。其后果适得其反，事与愿违，使体质更差而一蹶不振，如此见证不少，建议同道明鉴。

风毒痒疹

张某，女，59岁，农民，2007年11月16日初诊。

主诉：全身痒不可忍数年，重时彻夜难眠，恨不能刀割锥剜。多处求医治疗，虽能缓解症状，但不除根。病痛延至今日。诊见胸、腹、背及四肢近端满布斑片状丘疹、痂瘢及抓挠痕迹，色素沉着。脉弦细，舌淡红。

辨证：血虚受外风、邪毒蕴于肌肤，久而不去，殃成风疾。治以大补气血，扶正祛风托风邪外出。

方药：黄芪60 g、全当归30 g、大党参30 g、炙麻黄10 g、黑荆芥10 g、防风10 g、苍术15 g、白术15 g、土茯苓30 g、蜈蚣1条、白鲜皮30 g、白蒺藜30 g、何首乌30 g、苦参15 g、川楝子15 g、露蜂房10 g、蛇蜕10 g、蝉蜕10 g、白僵蚕10 g、徐长卿10 g，6剂，水煎服。

2007年11月22日二诊：药后全身瘙痒基本消失，瘢痂亦渐脱落，为根除病根，续服6剂。

2007年12月6日三诊：诸症均失，仅留一些瘢痕，痊愈，为善后巩固，再以扶正驱邪方药，结束治疗。黄芪30 g、党参20 g、当归15 g、白僵蚕10 g、蝉蜕10 g、蛇蜕6 g、白鲜皮15 g、土茯苓20 g，3

剂。

2008 年 11 月追访，病无反复，全身色素斑全退光。

按： 全身痒甚是贼风湿毒蕴于肌肤引起的。"治风先治血，血行风自灭""气为血之帅"，治血必先补气，才能驾驭诸风药如白鲜皮、白蒺藜、白僵蚕、蛇蜕、露蜂房等祛风圣药，将数年之顽固风癫痒疹很快治愈。以中医理论指导临床实践，只要运用得当，效果显著，绝非泛泛空谈。

湿 挠 疮（湿疹）

琚某，女，17 岁，双下肢痒甚，流黄水已年余，经多方治疗无效，现症见臀及大腿内已形成无皮红色之斑块，痒不可忍。双下肢远端有多处疮痂。已成湿毒，流注双下肢肌肤。"痒"是最难受的症状。"诸痛痒疮，皆属于心"，更会引致心神不安。治痒是主题，必须祛风除湿。

处方： 荆芥 15 g、防风 15 g、威灵仙 20 g、蝉蜕 10 g、蛇蜕 10 g、白鲜皮 30 g、白蒺藜 30 g、徐长卿 10 g、何首乌 30 g、苍术 15 g、白术 15 g、地肤子 20 g、蛇床子 20 g、苦参 20 g、黄芪 30 g、当归 30 g、另加一撮花椒，6 剂服完，痒去多半。疮痂亦有脱落，加皂角刺 20 g，继服 6 剂，水不外渗，皮肤见光，服至 3 月 1 日症状脱失，基本治愈，又服 6 剂，后访无反复。

全身瘙痒

李某，女，60 岁，2004 年 7 月 23 日就诊。

主诉： 近日全身瘙痒，抓搔不解，搔后起红痕迹。痒之难忍。此症因是气虚血衰风侵于表，湿淫于里，风湿相搏，作痒于肌表。治以祛风以外，除湿于内，顽痒可除。

处方： 黄芪 30 g、当归 20 g、防风 15 g、白蒺藜 30 g、蝉蜕 10 g、

蛇蜕 10 g、苍术 15 g、黄柏 10 g、苦参 15 g、生薏苡仁 30 g、蛇床子 20 g、赤芍 15 g、徐长卿 10 g、生甘草 10 g，6 剂。

8 月 2 日二诊：上药服后，基本不痒，为彻底治愈，续服 3 剂根除之。

按：皮肤痒，多因气虚血不活，外受风湿之邪所致。治肤痒必先去风湿。"治风先治血，血行风自灭"。重补气以帅血行。

全身瘙痒

石某，女，28 岁，2004 年 4 月 19 日初诊。

主诉：全身瘙痒 3 个月，伴有成片米粒样丘疹，痒甚。并有头晕、胸闷、气短、无力、恶心等症。脉迟弱，舌淡、苔薄。血压 100/75 mmHg，心率 66 次/min。据脉症分析，系气虚血衰，血虚受风所致诸症。治疗必须大补气血，兼祛风邪。

处方：黄芪 60 g、当归 30 g、熟地黄 30 g、川芎 20 g、桂枝 10 g、防风 10 g、赤芍 10 g、丹参 30 g、白蒺藜 30 g、白鲜皮 30 g、何首乌 30 g、乌梢蛇 30 g、炙甘草 15 g、生姜 3 片、大枣 6 枚，6 剂，水煎服，日一剂。

4 月 25 日二诊：药后诸症均减大部，痒失。依方再服 3 剂告愈。

按：瘙痒症多属血虚气不和，复受外风所致，对其治疗就是补血气，活血祛风，"血行风自灭"，瘙痒症无不退者。

风 湿 疹

李某，女，9 岁，学生，1998 年 11 月 4 日就诊。

主诉：全身出如豆大的丘疹，胸背多，痒甚，抓挠不止，时轻时重，年余未愈。此乃汗出当风，风湿毒邪蕴于肌肤。治以祛风、除湿、止痒之剂。

处方：白蒺藜 15 g、防风 8 g、蝉蜕 6 g、蛇蜕 4 g、白鲜皮 10 g、

连翘 10 g、苍术 6 g、黄柏 6 g、桑白皮 10 g、徐长卿 5 g、白矾豆大，3剂。

11 月 18 日二诊：痒止疹消。为巩固疗效，依上方减 1/3 量继服 3剂。药后病愈。

面　疹

杨某，女，30 岁，2007 年 8 月 2 日就诊。

主诉：面疹二年，加重三周，不痛不痒，有发热感。

查：疹色红润如豆大，密布面部。舌红、苔薄黄，脉弦。诊为阳明郁热上攻头面，复感风邪。治应清解阳明之郁热，疏散风邪。

处方：生石膏 30 g、柴胡 10 g、大黄 8 g、枳实 10 g、白芷 10 g、浮萍 10 g、薄荷 3 g、白僵蚕 10 g、赤芍 10 g、白蒺藜 20 g、白茅根 30 g、生甘草 6 g，3 剂，水煎服，日一剂。

2007 年 8 月 6 日二诊：面热已消，疹子亦有退缩之势，脉缓，舌边红、苔薄。依上方减大黄 3 g、加川芎 15 g，6 剂。

8 月 15 日三诊：面疹消除大半。脉缓而弱，依方去大黄、枳实，加太子参 10 g，6 剂。

8 月 25 日四诊：面疹消尽，仅留有瘢痕，病属痊愈。患者要求消除瘢痕，因而处方于下：当归 10 g、生地黄 10 g、川芎 10 g、赤芍 10 g、土鳖虫 6 g、桃仁 10 g、红花 5 g、水牛角片 10 g，6 剂。

按：面疹病因不同，其症亦有异。如平时嗜食辛辣，内热血燥，遭受风邪，面浮泛红，出现疹子，痒如虫行难忍。治宜清湿热、凉血、润燥。如肾命火旺，乘冲脉、任脉上扰头面，复遭受风邪，面疹微有痒痛不适，抓挠不得。青年多患，俗称青春痘。治应滋肾阴以平衡阴阳，安冲任以平欲火；如阳明经郁热上冲头面，复感风邪，面红、疹大如豆，有发热感，微痛不痒。治应清解阳明郁热，疏散风邪。本案即属于此。故用生石膏、枳实、大黄等荡涤阳明郁热；以柴胡、浮萍、薄荷等疏散风邪；以赤芍、川芎等活血化瘀。使面疹很快治愈，不留痕迹。

老年皮肤瘙痒症

袁某，男，71岁，退休干部。2008年4月25日初诊。

主诉：上身痒不可忍。越抓越痒，将皮抓破亦不解痒。皮肤干燥并有散在的丘疹如豆大，痒时心神不安，夜不成眠，饭不欲食。多方求治无效。脉弦，舌红、苔薄白。

辨证：此症是因气血不和，肌肤失养，复受风邪外扰，痒不可言。治应补气、养血、活血、祛风。

处方：黄芪30g、当归20g、生地黄20g、赤芍15g、桃仁10g、川芎15g、红花10g、何首乌30g、防风10g、黑荆芥10g、白鲜皮30g、白蒺藜30g、白僵蚕10g、蝉蜕6g、蛇蜕6g、甘草6g，6剂，水煎服。

2008年5月5日二诊：药后痒症大减，虽有痒感而不甚。效不更方，加徐长卿10g、细辛4g，6剂。

2008年5月15日三诊：药后症失病愈。为巩固疗效，再服6剂。

按：人到耄耋之年，肾元已衰，气血不和，皮肤干燥，再感受外风邪毒侵扰，是引起瘙痒的主要原因。补气、养血活血、祛风毒，使"痒"很快治愈，是对"治风先治血，血行风自灭"的体现。单纯止痒剂是对"症"而不是对"因"治疗，纵然起止痒作用，病"因"不除，病无愈日。《黄帝内经》曰"治病必求其本"，意义就在于此。

斑　秃

任某，男，38岁，2007年10月1日就诊。

主诉：数月以来，头发呈片状脱落，亦无任何不适和痛苦，体胖，嗜烟酒，脉细，舌红、苔少。

辨证：数月以来，精衰，血行不畅所致。治以补益气血，活血脉，通经络。

处方：当归15 g、熟地黄30 g、首乌30 g、女贞子30 g、旱莲草20 g、葛根30 g、川芎20 g、丹参20 g、鸡血藤30 g、天麻10 g、桃仁10 g，10剂，水煎服。

2007年10月15日二诊：发脱部已生出新发茬，为彻底治愈，续服6剂，以求巩固。2008年10月，追访，病无反复。

按：发是血之余，发依血之供养才能生长发黑，光泽如丝。故脱发与血之盛衰关系密切。但斑秃除与血之盛衰有关外，更重要的与脉络阻塞不通有关。气血虽盛而道路不通则失所依，形成斑秃，故补气，通脉络是治疗斑秃的主要方法。故重用川芎、丹参、鸡血藤等活血通脉，使血管畅通，发得养则自生。

鹅掌风（手癣）

侯某，男，82岁，退休干部，2008年6月10日初诊。

主诉：双手发痒年余，在各医院治疗，效果不显。又到郑州大医院皮肤科诊治，亦无明显效果。余恰在当地坐诊，求诊治。双手掌脱皮，有裂纹，痒不可忍。虽年高，体尚强壮，脉舌无异常。据症诊为鹅掌风（手癣）。

辨证：内因血热，复受风邪侵袭。

治疗：活血消风。

处方：（1）内服：桃仁10 g、红花10 g、赤芍10 g、当归10 g、生地黄15 g、桂枝6 g、白鲜皮25 g、何首乌25 g、白蒺藜30 g、乌梢蛇15 g、牡丹皮10 g、紫草10 g、黄精15 g，6剂，水煎服。

（2）外洗：白鲜皮30 g、乌梢蛇20 g、白蒺藜30 g、沙苑子20 g、黄精30 g，3剂，水煎外洗，两日一剂。

2008年6月16日，二诊：上药用后，诸症均失。皮脱净，裂纹平，痒止。基本治愈。为巩固疗效，依方再用一次。

按：根据脱皮、裂纹、痒不可忍症状，诊为手癣（鹅掌风），病虽小，却难愈。俗话说："医生不治癣，治癣丢了脸。"这是以前的说法。内以活血为主，"血行风自灭"；外以浸泡法祛风癞癣疾。黄精、沙苑子，更有益精强筋之功效。

头　痛

偏头痛四十年

李某，女，59 岁，2000 年 3 月 3 日就诊。

主诉：左偏头痛四十年，少阳头痛，双下肢遇寒冷亦疼痛。脉缓而弱。此症失治年久，年轻时头受外邪尚属易疗。因病久体衰，如不扶本驱邪，实属难愈。在大补气血的基础上，通络、化瘀、止痛。据症加减治疗，月余而愈。

处方：黄芪 30 g、丹参 30 g、当归 20 g、白芍 20 g、川芎 20 g、党参 20 g、白术 15 g、茯苓 15 g、熟地黄 30 g、何首乌 30 g、葛根 20 g、蔓荆子 15 g、苍耳子 15 g、甘草 10 g，6 剂，水煎服。

3 月 10 日二诊：药后不仅头不舒，牙亦有些肿痛。药力似偏于温补功力大，攻到病根所致。依前方加生地黄 20 g、大黄 10 g，6 剂，1~2 日一剂。

3 月 20 日三诊：不仅牙不痛，头痛亦减去大半。依前方续服 6 剂。

3 月 29 日四诊：头痛基本向愈，自感舒服，依前方加白芍 10 g，继服 6 剂。

4 月 16 日五诊：头痛若失，病愈，为巩固疗效，依前方去大黄，继服 6 剂，隔日一剂。

按：中医之偏头风，与现代医学之三叉神经痛，虽在病理上说法有异，但从病因、症状上有相似之处。中医是辨证求因，或求因辨证，是治疗之根据，不能因病理说法有异，对其治疗就无从下手。或心中产生疑异，在治疗上就无信心，或辨证治疗不准确等。这都是使病延长不愈的主要因素，正确与否，只求引以为鉴。

顽固头痛十三年

王某，男，33岁，2008年4月29日初诊。

主诉：自1995年因受寒患头痛，甚则头晕发呕、吐涎沫，遇寒冷加重。曾遍地吃药，多方治疗，有时虽能减轻症状，但至今未能治愈，仍然头痛如初，脉沉迟，舌暗红、苔白滑。脉症合参，诊断为：气虚血瘀，寒湿性头痛。因病已久，正气虚衰，治应在大补气血的基础上，祛除寒湿之邪。

处方：黄芪30g、党参20g、当归20g、丹参30g、川芎20g、葛根30g、吴茱萸10g、藁本10g、桂枝10g、细辛4g、白芷10g、辛夷6g、威灵仙20g、苍耳子10g、蜈蚣1条、怀牛膝20g、桃仁10g、红花10g、生甘草10g、生姜3片，大枣6枚，12剂，水煎服，日一剂，早晚各服一次。

5月16日二诊：上药服后，头痛大减，全身都感到轻松舒服愉快。13年之痼疾，悠然若失。由于久病痼疾，初愈是感舒服。但为根除疾病，依方再服3剂，以巩固疗效。

按：本案头痛13年，为何久治不愈？究其因很可能是只治头痛，不治病之"因""治病必求其本""寒"就是致病之"本"。"头为诸阳之会"，寒主收引，阳气受约，不得伸展。岂有不痛之理。欲治其痛，必祛外受之寒湿。《黄帝内经》曰："伤风不醒便成痨。""久病必虚""久病必瘀"。用党参、黄芪、当归大补气血之虚，以托邪外出；以丹参、川芎、桃仁、红花、蜈蚣活血化瘀，通经活络，使血畅流驱邪外出，以桂枝、细辛温经祛寒。以下诸药各走其经驱邪。以吴茱萸、藁本走足太阳、足厥阴经，直至巅顶；白芷、辛夷走足阳明直至鼻额；苍耳子、细辛走足少阳直至头之两侧；葛根解颈项之强直。如此各走其经，各显其用，将13年之痼疾很快治愈，这可谓是中华医学整体观、辨证观之精华；中药各走其经，各有其性，各显其能的精粹。不客气地说，中医中药治愈陈年老疾多矣！

头风头痛

职某，女，45 岁，2001 年 4 月 8 日就诊。

主诉： 头痛已三年，前后左右窜痛，手能摸到痛处，多方求治效不显著，脉缓弱。舌红润、苔薄白。此症应属气虚受风，风邪游走不定，窜而作痛。治应按头风诊治，补气血以祛风邪。

处方： 黄芪 60 g、白术 30 g、防风 15 g、当归 20 g、川芎 20 g、何首乌 30 g、藁本 10 g、白芷 10 g、葛根 20 g、白芍 20 g、细辛 4 g、党参 30 g、炙甘草 20 g，6 剂，水煎服。日一剂。服药期戴帽避风。

4 月 14 日二诊：药后头痛减轻、轻松舒服。效不更方，续服 6 剂。

4 月 20 日三诊：症减大半，据症依方药量稍有增减，又服 12 剂痛失病愈。并以十全大补丸为主，少佐以防风散善后。

虚火头痛

郭某，男，29 岁，2000 年 7 月 12 日初诊。

主诉： 两鬓角及项部疼痛已半年。变动体位头晕。

查： 脉弦细，舌红、苔少。血压 130/90 mmHg。证属阴血虚，肝火盛，复受外邪所侵，治应养阴血、平肝火，宣通经络。

处方： 全当归 20 g、川芎 20 g、丹参 30 g、生地黄 30 g、赤芍 15 g、鸡血藤 30 g、柴胡 15 g、葛根 20 g、细辛 3 g、生甘草 10 g、熟地黄 20 g，6 剂。

2000 年 7 月 18 日二诊：头痛减轻大半，别无不适。依前方续服 6 剂。

2007 年 7 月 24 日三诊：头已不痛，自觉浑身舒展。病已愈，无须服药。

按： 头病治半年未愈。据脉、舌症状，应属阴血虚于内，肝火上冲，复受风邪外侵，对其治疗应养阴血、平肝火、通经络、祛风邪。

使病很快治愈。如以血压高诊治，错矣！

血虚头痛

赵某，女，43岁，2002年4月15日就诊。

主诉：头两侧痛多日，经治不效，多普勒显示双颈内动脉与双椎动脉供血不足。

查：脉缓，舌红、苔薄白，血压120/80 mmHg，别无异常。据脉症分析，应是血虚受风。治病应在补血、补气的基础上给予通脉祛风。

处方：黄芪30 g、当归20 g、丹参30 g、川芎20 g、白芍20 g、熟地黄30 g、葛根30 g、荆芥10 g、白芷15 g、苍耳子15 g、甘草10 g，6剂，水煎服，日一剂。

4月22日二诊：药后头痛大减，无不良反应。依前方加党参10 g，服6剂后头痛失，再服6剂巩固之，病愈。

按：本案与上症类同，不再赘述。

肝火头痛

张某，男，17岁，2003年5月28日。

主诉：头痛，并昏眩，学习不集中。眠差梦多，思想涣散，记忆力差。脉弦细，舌红、苔薄黄。此乃阴虚于下，肝火上扰，致头痛等诸症。治应补肝肾之阴，平降肝火。

处方：生地黄20 g、熟地黄30 g、当归20 g、川芎20 g、丹参30 g、广地龙30 g、白芍20 g、龙胆草10 g、泽泻15 g、葛根20 g、栀子10 g、细辛3 g、山萸肉15 g、知母10 g、泽泻10 g、甘草10 g。药服6剂已不头痛，尚存昏沉。依方减知母、泽泻、龙胆草，加天麻10 g、菖蒲10 g、女贞子30 g、黄精15 g、远志15 g，服6剂后精神好转，头脑感清爽。又服6剂病痊愈。

气虚头痛

徐某，男，32岁，2004年2月21日初诊。

主诉：头痛，鼻塞、失眠、乏力，脉弱，舌淡、苔白，血压100/70 mmHg。据症属气虚受风，治以补气血兼宣风邪。

处方：黄芪30 g、当归15 g、党参20 g、熟地黄30 g、川芎15 g、赤芍10 g、百合30 g、山药30 g、白芷10 g、藁本10 g、远志10 g、甘草10 g，6剂，水煎服，日一剂。

2月28日二诊：痛失，血压110/80 mmHg，病愈。依上方3剂，巩固疗效。

头　晕　痛

赵某，女，54岁，2008年8月初诊。

主诉：头晕痛，恶心、呕吐，脉弦数，舌质暗红、苔厚腻微黄。

诊断：中焦瘀热上逆，肝胃不和，引起诸症。

治则：疏肝降胃，清化瘀热。

处方：柴胡10 g、香附10 g、郁金10 g、白芍10 g、姜半夏10 g、姜竹茹10 g、生赭石末15 g、鸡内金10 g、茯苓20 g、佛手10 g、厚朴10 g、生甘草6 g，6剂，水煎服。

2008年11月3日诊：诉说上次药后病愈，今又头晕头痛、恶心、呕吐、纳差、口干、咽痛、苔黄，脉沉。

辨证：温热滞于中焦，胃气不降，脾不运津，上攻头痛，咽痛，口干、恶心呕吐等。

治则：平胃降逆，化湿醒脾。

处方：藿香10 g、半夏10 g、枳实10 g、陈皮10 g、白术10 g、茯苓15 g、鸡内金20 g、炒莱菔子30 g、炒麦芽30 g、槟榔6 g、生甘草6 g、生姜3片、大枣6枚，6剂，服后病愈。

按：本案两次发病，症状相似，都有头晕、头痛、恶心、呕吐症状，由于病机不一，前者肝郁胃不降，瘀热上逆；后者乃脾胃不调，胃滞中焦，脾不运津所致。故治法有所不同。前者以疏肝化瘀降胃为主；后者则以平胃降逆，和脾化湿为主，治法不同，而都能治愈。

三阳经受风湿头痛

郭某，男，10 岁，学生，2010 年 3 月 14 日就诊。

主诉：头痛半年多，前额、项、鬓角都痛。痛时面红、鼻塞、嗜卧。时轻时重，不能上学。经多处医院诊查治疗，头痛不减，电告求诊。

辨证：据头痛之部位是前、后、左、右都痛，可能是受秋季风湿之邪，留而不去，约束三阳经致痛，治以温经、散风湿、解毒。

处方：细辛 2 g、川芎 8 g、辛夷 4 g、金银花 30 g、连翘 10 g、苍耳子 6 g、葛根 15 g、荆芥穗 8 g、柴胡 8 g、黄芪 10 g、白芷 6 g、防风 6 g、当归 10 g、蜈蚣 1 条、生甘草 6 g，3 剂，水煎服。

2010 年 3 月 18 日二诊：电告，上药服完，头痛大减。依上方加葛根 3 g、荆芥穗 2 g，6 剂。

2010 年 3 月 29 日三诊：药后头痛消失，但显出头顶痛。口干渴、大便干。

处方：金银花 60 g、藁本 10 g、葛根 20 g、生石膏 30 g、细辛 2 g、荆芥穗 10 g、大黄 6 g、白芍 8 g、蜈蚣 1 条，3 剂。

2010 年 4 月 13 日电告：上药服完，诸症痊愈，已正常上学。

按：秋季多湿，外受风湿之毒邪侵袭头部，使三阳经约束不通而致痛。阳明经行额面，少阳经行头之两侧，太阳经行头项。头痛部位均系足三阳所经之处。故治本案之头痛，必须是发散风湿之邪，驱邪外出。同时更要三经俱到，方能治愈。如若认识不到这是外受风寒之邪所致的头痛，不温散风寒之邪，而是将阳明经受邪后之额痛、鼻塞症，误认为是鼻窦炎而治之，则病永无愈时。最后所以加藁本者，其能治厥阴头痛直达巅顶。所以加石膏、大黄，以清泻经腑之热。

偏头痛十年

李某，男，30岁，2003年4月8日初诊。

主诉： 左偏头痛已十年不愈，经多方治疗效不显。病因是急躁生气，又经凉水冲洗而起，在此情况下可每日痛。否则，3～7日仍要痛。痛时左头角青筋暴露，重则泛泛欲呕吐，脉舌无变化。据病因、病情，系内有肝火，外受风寒。治应平肝降逆、缓急止痛、外祛风邪、通经活络。

处方： 当归20g、白芍30g、龙胆草12g、黄芩15g、生地黄30g、荆芥10g、桂枝6g、防风10g、川芎20g、广地龙30g、全蝎10g、蜈蚣2条、细辛3g、炒莱菔子30g、香附15g、郁金10g、生甘草15g，6剂。

依此方随症加减变化，服18剂头已不痛。后又服一段病愈，巩固后访无反复。

眩 晕 症

✪ 案一

王某，女，38 岁，农民，2004 年 6 月 24 日就诊。

主诉： 头目眩晕、恶心一周。舌红、苔少，脉虚数，血压 115/80 mmHg。

诊断： 气虚阴血亏，脑神失养而作眩晕，治以补气血养脑神。

处方： 黄芪 15 g、党参 10 g、白术 10 g、茯苓 20 g、生山药 20 g、首乌 20 g、薏苡仁 20 g、山萸肉 10 g、鸡内金 10 g、五味子 10 g、麦冬 10 g、葛根 20 g、熟地黄 30 g、牡蛎 20 g、甘草 10 g、升麻 6 g，6 剂，水煎服，日一剂。

2004 年 7 月 2 日复诊，上药服后症失病愈。患者唯恐病有反复，依上方续服 3 剂，巩固疗效。

按： 本案属于气虚血衰，上不奉养脑神而致眩晕，在补气血的基础上，少佐升麻、葛根升提，使气血上行奉养脑神。加牡蛎等平肝息风，以及白术、茯苓健脾渗湿等，则风除湿去，脑神得养，眩晕自愈。

✪ 案二

张某，男，57 岁，2003 年初诊。

患者眼花头晕已有 30 年之久。每年冬至发病，重则眩晕呕恶。天热则轻，脉弦。血压 130/80 mmHg。颈椎片示骨质增生。据症轻重与季节冷热有关的分析，其病机有二：①肝肾阴虚，阴不济阳，阳不化阴，阴阳不协调，致眼花头晕，重则眩晕。②小脑供血不足。治疗当调补肝肾，调阴阳，通血脉。

处方：当归20 g、熟地黄30 g、川芎20 g、白芍20 g、白术15 g、桂枝10 g、葛根30 g、山萸肉30 g、丹参30 g、石决明15 g、草决明10 g、夜交藤30 g、鸡血藤30 g、生甘草10 g，6剂，水煎服，日一剂。

二诊：药后，自觉头轻快，眼亦轻松灵活。依方6剂。

三诊：药后，头晕症似有似无，精神亦感爽快，但却显现出原有的腰痛病（肾虚），仍依上方加桑寄生30 g、菟丝子30 g、狗脊20 g，又连服9剂，腰亦不痛，病愈。

按：本案病机，系肝肾阴虚，阴不济阳，阴阳不协调，木火相煽，旋转不已。治必以补肾养肝木以和阴阳，通经络、行督脉以和气血，从而使阴阳和调，气血和顺，眩晕自停。所以用桂枝、葛根以温阳通督；用草决明、石决明，白术等，以降低眼压及附带之水湿停蓄。

✦ 案三

郭某，女，55岁，2004年5月25日初诊。

主诉：脑后胀，头顶、面部发麻，耳鸣旬余，伴头目眩晕。脉弦，舌红、苔白。血压125/80 mmHg。据症应属肝木上扰，外受风邪。治以平肝疏木，宣散外风。

处方：柴胡10 g、葛根20 g、天麻15 g、当归15 g、生地黄20 g、川芎20 g、白芍15 g、丹参30 g、桂枝10 g、全蝎10 g、甘草10 g、生姜3片、大枣6枚，6剂，水煎服。

6月3日二诊：药后头部胀麻失，眩晕尚存。脉弦细，舌质红、苔白。仍属肝木上扰，脑血不足，治以养阴血，平肝木。

处方：当归15 g、生地黄30 g、川芎20 g、白芍15 g、熟地黄30 g、山萸肉15 g、丹参30 g、女贞子30 g、钩藤10 g、全蝎10 g、石决明15 g、葛根15 g、天麻10 g、甘草10 g，6剂，水煎服，药后告愈。

✦ 案四

王某，女，41岁，2004年2月22日初诊。

主诉：前额痛伴晕、鼻干旬余。每日下午有心慌、气短、易饥的感觉。脉缓，舌干红、苔稍厚，别无异常。据症系气阴虚，复受风寒。治以养阴、补气、祛风。

处方：黄芪 30 g、当归 15 g、黄精 20 g、熟地黄 30 g、山药 30 g、川芎 15 g、白芷 10 g、辛夷 6 g、防风 10 g、细辛 3 g、玄参 15 g、甘草 10 g、柏子仁 30 g，6 剂，水煎服，日一剂。

2 月 28 日二诊：诸症若失，续服 3 剂告愈。

总之，眩晕一症，近代医者多从小脑、延脑、内耳功能障碍论述。而中医学者认为是肝肾阴血虚，阴阳不调，或痰浊内生，而致肝风内动，头目眩晕。故以补虚，化痰，息风为治法。

鼻　病

由于素体较差，免疫功能低下，加之环境污染，易受风毒之感染。鼻乃肺窍，首先受之，久治不愈，殃及鼻旁窦（颌窦、额窦、筛窦、蝶窦等）而成鼻渊，病者之多，青少年为最；患病之久，近 10 年者有之；较难治者，是以穿刺后，而未化瘀通窍者病程较长。病反复发作，鼻黏膜增厚，呼吸困难，头晕、头痛等。对其治疗即应祛风毒、化瘀血、涤痰浊、通窍络。根据治疗经验，自拟"驱邪化瘀通窍汤"：黄芪 10 g、金银花 15 g、苍术 6 g、苍耳子 6 g、炙麻黄 6 g、防风 6 g、白芷 6 g、辛夷 6 g、川芎 8 g、当归 8 g、赤芍 6 g、皂角刺 6 g、炮穿山甲粉 2 g（冲）、甘草 6 g（10 岁左右量）。据症情加减变化，治愈不少患者，下举案例数则。

鼻渊数则

✡ 案一

申夫人，女，30 岁，农民，1992 年就诊。

主诉：鼻塞不通，胀闷不舒，前额及鬓角疼痛已八年。多方求医，久治不效。每日服头痛粉 3～4 包，缓解头痛。

自接诊用"驱邪化瘀通窍汤"加量治之，连服 18 剂后症状基本消失。鼻塞通、头痛失。为彻底治愈，永不反复，续服 12 剂，以巩固疗效。三年后随访，症无反复。

✪ 案二

郭某，男，15 岁，学生，2003 年 8 月 23 日就诊，患鼻炎、鼻窦炎 2 年。症状：鼻塞不通、淌流鼻涕、前额痛。脉迟弱，舌胖大、苔白厚，面㿠白。治以"驱邪化瘀通窍汤"加山药 15 g、山萸肉 10 g、黄芪 10 g，连服 15 剂，症大减。又加熟地黄 15 g，连服 12 剂，病获痊愈。追访无反复。

✪ 案三

王某，女，16 岁，学生，2003 年 9 月 13 日就诊。

主诉： 患慢性鼻炎 5 年。鼻塞不通，流鼻涕多，或稀或黏稠。冬重夏轻，多方求治未愈，影响学习和身体。以"驱邪化瘀通窍汤"（减量 1/2）加桂枝 6 g、炮姜 3 g、鱼腥草 10 g，18 剂，症状全消失。为巩固疗效，再加黄芪 10 g、生山药 20 g，继服 6 剂，病获痊愈。

✪ 案四

袁某，男，9 岁，学生，2003 年 6 月 13 日就诊，患上颌窦炎 2 年，鼻塞、黄黏稠鼻涕，闷胀不舒。曾穿刺两次，虽暂时缓解，有所轻松，但始终未愈。治以"驱邪化瘀通窍汤"去麻黄、细辛、白芷、辛夷，加黄芩 6 g、薄荷 4 g、蝉蜕 6 g、鱼腥草 6 g、水牛角片 6 g，连服 12 剂，诸症均轻。唯觉咽干，依方加辽沙参 6 g、桑白皮 6 g，去苍术、防风，继服 9 剂，7 月 1 日诊，诸症均失，为巩固疗效，续服 6 剂。

按语

鼻渊一症，青少年多患。病虽小而有碍健康是大。鼻窍不通，呼吸困难，既影响生活、学习，更损及青少年的生长发育，尤其是脑智力的发育。经常处于脑缺氧状态，精神不振，嗜睡健忘。初虽属表邪，久之则深入为害，如不从多方面辨证调理，还真是难疗之患。对其治疗，非辛不开，非温（或凉）不散，非活化则瘀不通。以金银花、连翘解毒；以炙麻黄、辛夷、白芷、防风之辛开温散以驱邪、宣通鼻塞；以白芥子、苍术、薏苡仁健脾利湿，豁痰通经络；以川芎、当归、炮穿山甲、土鳖虫、桃仁等，活血、逐瘀、通窍，从而达到邪去、瘀化、窍通。用方随症加减治疗，既方便，治愈率又高，愈后很少反复。这里多说一句。鼻渊非脓包也，而是肿胀的分泌物。鼻腔内注入清洗的药液以清除痰浊污毒，是好方法，如果穿刺，既有伤，又清除不了污物，恐有损无益。

✪ 案五

程某，男，12岁，学生，1999年8月3日就诊。

主诉： 鼻窦炎已5年，头痛，太阳穴更甚。鼻塞流清涕，遇风寒加重，脉弦、苔白。据症分析，额窦、蝶窦、筛窦俱病。据症处方：黄芪10 g、炙麻黄6 g、川芎10 g、金银花20 g、连翘15 g、白芷8 g、细辛2 g、白芥子6 g、苍术8 g、苍耳子8 g、当归10 g、赤芍8 g、炮穿山甲粉2 g（冲）、桃仁8 g、红花4 g。如此随症加减变化，治至8月24日，症消病愈。

✪ 案六

周某，男，11岁，2008年1月5日就诊。

主诉： 前额痛年余。1年前患鼻塞不通，时流鼻涕，延及前额痛。经查为额窦炎，至今未愈，求服中药。面红、鼻塞，流鼻涕，前额胀痛。脉弦数，舌红、苔白。诊为鼻渊。治以清热解毒以荡涤外邪，豁痰化瘀以利窍通。

处方： 黄芪10 g、金银花15 g、川芎8 g、连翘8 g、地丁8 g、黄柏6 g、白芷6 g、辛夷6 g、细辛2 g、赤芍6 g、皂刺6 g、当归8 g、生地黄10 g、苍耳子6 g、甘草4 g，6剂，水煎服。

2月13日二诊：药后诸症均轻减，效不更方，依方续服6剂。

2月22日三诊：上药服后诸症若失，鼻通，头痛轻微。为彻底治愈，不再反复，依下方再服6剂。黄芪10 g、金银花10 g、川芎8 g、赤芍 8 g、当归 8 g、白芷 6 g、辛夷 4 g、白芥子 4 g、生地黄 8 g、防风 6 g、甘草 6 g、生姜 3 片、大枣 3 枚。6 剂。

按语

本病多受外邪不愈。久之热毒内蕴，生痰积瘀，酿成本病。邪从外来，仍从外出。故在清热解毒，祛痰化瘀之时，仍稍加表邪外出之品，使瘀散、痰消，邪出有路，病愈有道。

鼻 窦 炎

段某，男，42 岁，干部，2008 年 8 月 26 日初诊。

主诉：自幼即患鼻炎，凡感冒加重，鼻两侧胀闷不舒。如此反复发作，经医院多方治疗直至鼻腔穿刺手术，未能治愈。至今鼻两侧（鼻旁窦）仍憋闷胀痛不舒，自觉里面有物不出，甚而影响头脑烦恼不清，心神不安，失眠等，对身体健康威胁甚大。脉缓，舌淡红、苔薄微黄。

辨证：患病多年，鼻窦腔不仅浓痰多，瘀肿亦严重，堵塞鼻腔不通，呼吸不畅而缺氧，使头脑不清、烦乱不安。治应通窍祛痰，活血化瘀。

处方：黄芪 30 g、炙麻黄 10 g、川芎 10 g、辛夷 10 g、白芷 10 g、赤芍 10 g、桃仁 10 g、红花 10 g、当归 15 g、土鳖虫 10 g、丹参 20 g、金银花 30 g，6 剂，水煎服，早晚饭前各服一次。

2008 年 9 月 2 日二诊：药后鼻涕擤之易出，有欲通之势。依上方加白芥子 10 g，6 剂。

2008 年 9 月 16 日三诊：症状大减，憋胀减轻。依前方加党参 15 g，6 剂，另加生水蛭面 4 g、三七面 3 g，6 包随药冲服。

2008 年 9 月 22 日四诊：鼻有畅通，憋闷继续减轻。依方加穿山甲粉 2 g 冲服，皂刺 20 g，12 剂。

2008 年 10 月 3 日五诊：药后从鼻内排出黏稠秽浊之物许多，鼻已畅，憋胀感很轻微，鼻左侧已无任何症状。于 2008 年 10 月 20 日相告：诸症均愈，已如常人。

按：医者，对待炎症，清热解毒、抗菌消炎。这是对的一面，病情需要，不如此治疗，病就不愈。但病重者，更有其另一面，"炎症"的后面，尚有积痰、瘀肿之症。如热毒虽解，然痰瘀未消。这是使病反复的根源。故在"消炎"的同时，加上消积化瘀之品，能使病痊愈而不反复。

鼻　炎

刘某，男，19 岁，学生，2008 年 12 月 1 日初诊。

主诉：鼻塞、流鼻涕、额紧月余，服西药未效。脉弦，舌红、苔薄白，诊为鼻炎。

辨证：外受风寒、壅塞鼻道，致鼻塞头紧痛，治应发散风寒之邪，解毒通窍化痰。

处方：桂枝 10 g、炙麻黄 10 g、黄芪 30 g、防风 10 g、白术 10 g、金银花 30 g、地丁 30 g、蚤休 10 g、白芷 10 g、辛夷 6 g、川芎 20 g、白芥子 10 g、生甘草 10 g，6 剂。

2008 年 12 月 10 日二诊：上药服后，诸症均愈。为不反复，依下方再服 3 剂，以巩固疗效。黄芪 30 g、防风 10 g、白术 10 g、白芷 10 g、川芎 10 g、白芥子 10 g、生甘草 10 g，3 剂。

按：此病原是外感风寒致鼻塞头紧痛。如果开始治疗就以风寒外束给以温能表散，可一药而愈。正因为当今某些医者一谈"炎"症，就要消炎。建议同道牢记古"经"之训："伤风不醒便成痨。"在时病初起重用表散之品很有必要。

口　疮

　　口疮虽小恙，但影响饮食，有碍健康。久治不愈亦易生变。燥热所致者，症似重而易治，白虎、龙胆、承气即可。阴虚者，症较轻而难疗。知、柏、六、八味，可随症加减，据多年临床经验，自拟"一根二地汤"（板蓝根、甘草、生地黄、熟地黄、玄参、知母、龙骨、生姜）治愈了不少口疮患者。仅举案例于下。

✡ 案一

　　裴某，女，48岁，2000年2月18日初诊。

　　主诉：口疮已有10年之久，从未治愈。近半年或轻或重，缠绵难愈。

　　查：脉弱，舌淡红、苔薄黄。舌侧及后软腭各有溃疡，自痛不已，便干。久病必虚，在补气阴的前提下，予以治疗。

　　处方：黄芪30 g、人参10 g、当归15 g、生地黄20 g、熟地黄20 g、板蓝根30 g、生甘草15 g、玄参20 g、知母10 g、蒲公英20 g、地丁20 g、黄柏10 g、大黄10 g、龙骨20 g、牡蛎20 g、三七粉3 g（二次冲下），6剂，水煎服。

　　2月25日二诊：上药服后，口疮疼痛大减，愈合近半。为彻底治愈，依上方去大黄，加山萸肉20 g、生山药30 g、熟地黄10 g，6剂。

　　3月6日三诊：药后口疮溃疡大部愈合。为彻底治愈多年老疾，依方续服6剂。回访病愈后，症无反复。

✡ 案二

　　赵某，女，49岁，农民，2004年7月3日就诊。

主诉：口疮已数月，疼痛不已。妨碍饮食，说话受限，梦多失眠。大便干，数日一行。舌、颊布满大小不等的溃疡面，并有分泌物。脉滑数，舌质红、苔稍厚微黄。

诊断：红口疮，属阴虚燥热，阳明火盛上攻。

处方：板蓝根30 g、生甘草10 g、生地黄20 g、熟地黄30 g、玄参30 g、生石膏30 g、川大黄10 g、水牛角片15 g、栀子10 g、牡丹皮10 g、肉苁蓉20 g、太子参15 g，6剂。水煎服，日一剂。

7月10日二诊：药后痛轻症减，大便已下。此病已是釜底抽薪之治，初见疗效。效不更方，依前方去石膏加龙骨15 g、牡蛎粉15 g、大枣6枚，3剂，间日一剂。

7月18日三诊：口疮已愈，仅留斑痕。然食欲有减，随症调之即愈。

✡ **案三**

段某，男，35岁，2000年7月23日就诊。

主诉：口腔内舌边及腮腭多处口疮，满口疼痛，饮食难进已数日。

查：脉大有力。舌赤、苔薄黄伴口臭。此症心、胃火盛，治应清心、降胃。

处方：板蓝根30 g、生甘草15 g、栀子10 g、黄芩10 g、生地黄30 g、玄参30 g、大黄10 g、生石膏30 g、知母10 g、大枣6枚，3剂，水煎服。

7月28日二诊：口疮不痛，已愈大半，依上方继服3剂愈。

按语

根据临床治疗口疮之经验，无论虚火、实火、症之轻重，依"一根二地汤"随症加减变化调治，效果明显。

暴　聋

暴聋之因，多因肝火郁于内，风邪阻于外，气血不能畅行所致，听而不闻。故以龙胆、大黄泻肝胆之郁火；柴胡、三棱、莪术疏肝胆之郁滞；丹参、川芎活气血之畅流；白术、泽泻、石菖蒲化痰湿以通窍，药虽多而不杂，方繁而不乱。疏肝泻火，化瘀通窍，各走其经，各尽其能，从而达到热清、瘀散、气行窍通而病愈的效果。仅举案例于下明之。

✡ 案一

罗某，男，64 岁，2003 年 11 月 17 日就诊。

主诉：1 个月前因急躁暴怒，使耳突然暴聋，听不到声音。经服西药亦无好转。

查：脉弦，舌红、苔薄，口苦咽干，素有高血压。据症分析，系肝胆火郁于内，气血闭阻于上，致耳道闭塞不通而暴聋。治应疏肝胆之郁滞，清肝胆之郁热，通血脉之闭阻。以龙胆泻肝汤加减治之。

处方：龙胆草 10 g、柴胡 10 g、栀子 10 g、黄芩 10 g、生地黄 20 g、川大黄 10 g、三棱 10 g、莪术 10 g、丹参 20 g、川芎 20 g、白术 10 g、泽泻 10 g、石菖蒲 10 g，3 剂，水煎服。

11 月 22 日二诊：上药服完后，听力已恢复正常。但仍留有蝉鸣声。嘱其服知柏地黄丸善后。

✡ 案二

郭某，女，54 岁，2003 年 7 月 23 日就诊。

主诉：生气发怒致耳暴聋已半年。近日又因躁急后加重，耳如堵塞，头不轻快。怒则气上，气火上冲，有升无降，耳失聪，头脑不清。治以平降肝火逆气；通行气血，运化水湿之瘀滞。

处方： 龙胆草 10 g、柴胡 10 g、香附 10 g、黄芩 10 g、木香 8 g、郁金 10 g、丹参 30 g、川芎 20 g、三棱 10 g、莪术 10 g、白术 10 g、泽泻 15 g、猪苓 10 g、甘草 10 g，3 剂，水煎服。

7 月 28 日二诊：药后症减过半。继服 3 剂病愈。耳能闻，头脑轻快。

按语

上举案例均为实症。以疏肝、泻火、调气、行血为治法。则很快愈之。如系老年之听力失聪，其治不在此列。应补肾、充髓、健脑为治法。

梅 核 气

梅核气一症，顾名思义，咽喉似如梅核堵塞。吞之不下，吐之不出。胸脘痞闷，憋胀不舒，即《金匮要略》所谓"咽中如有炙脔"。其病因多为情志不舒，急躁易怒，致肝郁气滞，血瘀痰凝。结于咽则紧如物塞；冲于头则晕眩急躁。其病多为女性，病虽小而难疗。根据临床经验，对其治疗，不仅以药物疏肝、解郁、消痰、化瘀进行调理，更应从心情上舒心悦志地调理，使其心平气和。仅举案例于下。

✦ 案一

韩某，女，31 岁，1998 年 11 月 5 日就诊。

主诉：咽喉紧闷憋胀，半年有余，其症似有物堵，吐不出，咽不下，躁怒加重。脉弦，舌边红、苔薄黄。病因事不如愿，躁急发怒所致。治应疏肝理气，消气解怒。

处方：柴胡 10 g、香附 10 g、枳实 10 g、厚朴 10 g、炒莱菔子 30 g、当归 15 g、川芎 10 g、郁金 10 g、三棱 10 g、莪术 10 g、桃仁 10 g、红花 6 g、赤芍 10 g、甘草 10 g，6 剂，水煎服。

11 月 12 日二诊：自觉药后上下气疏通。矢气多，咽喉轻松，心情亮堂，舒服、愉快。已见效果。为巩固疗效，根除病根，依上方加生姜 3 片，大枣 6 枚，6 剂，水煎服，间日一剂，愈后无反复。

✦ 案二

黄某，女，43 岁，2002 年 2 月 28 日初诊。

主诉：因家境不顺，生气发怒，致咽喉发紧、发胀不舒，已三个月之久，总觉咽喉有物。咯不出，咽不下、腹胀、气短。脉弦细，舌边淡红、苔腻白等。梅核症俱，治无二致，疏肝理气，据症气虚血少，加上辅助气血之品。

处方：黄芪 30 g、当归 20 g、白芍 20 g、川芎 15 g、熟地黄 15 g、柴胡 15 g、香附 10 g、枳实 10 g、厚朴 10 g、三棱 10 g、莪术 10 g、姜半夏 10 g、炒莱菔子 30 g、苏叶 10 g、白芥子 10 g、甘草 10 g，6 剂，水煎服。

3 月 4 日二诊：药后不仅咽喉轻松舒服，因矢气多，腹部亦舒坦许多。依此方随症稍有加减调治，至 3 月 19 日病愈。

斯症临床并不少见，对其治法不外疏肝理气，消痰化瘀，随症加减调之即可。故不赘述。

扁桃体炎

赵某，女，19岁，2000年11月26日就诊。

主诉： 咽喉痛月余。

查： 咽喉两侧状如喉蛾，有乳头大小，即扁桃体发炎肿大。因肺、胃热上蒸或肝火上炎，复感风毒所致。治以清泻内热，消解外毒。自制"板蓝根汤"，治愈了不少此类之病。

处方： 板蓝根30 g、生甘草15 g、金银花30 g、蒲公英20 g、地丁20 g、葛根20 g、黄芩10 g、栀子10 g、大黄10 g、生地黄15 g，6剂，水煎服。

2000年2月7日二诊：痛失蛾消，以下方善后。

处方： 板蓝根20 g、生甘草10 g、生地黄15 g、牡丹皮10 g、生山药20 g、赤芍10 g、知母10 g、栀子10 g、大枣6枚，3剂，水煎服。

乳 病

乳小叶增生

今之乳小叶增生症，有类似古人之"乳癖"（但与"奶积"从病因、病理上不同）。多因思虑伤脾，郁怒伤肝，致气滞、血瘀、痰凝于乳房。使乳小叶肥大。形如梅李、雀卵，虽有胀感而不痛，推之可移。数目多少不等，多则满布两乳。所谓乳小叶增生，实质是因气滞、血瘀、痰凝所致。治以理气血化痰瘀之法，无不愈者。无一后遗症。兹举案例于下。

✡ 案一

王某，女，36岁，1998年11月25日初诊。

主诉：两乳小叶增生。但多方治疗未效，前来求诊。查两乳可见多处大小不等的条索状肿块，质硬而不坚。胀而不痛，推之可移动。问知家境不顺，易生气躁怒，胸胁憋胀不舒。脉弦涩，舌质暗红、苔白腻。据症分析，应属气滞、血瘀、痰凝所致。治应疏肝、理气、活血、化痰为治法。

处方：柴胡15g、香附10g、郁金10g、当归15g、川芎20g、赤芍15g、丹参20g、三棱10g、莪术10g、白术15g、茯苓15g、制半夏10g、白芥子10g、鸡内金20g、生甘草10g、生姜3片、大枣6枚，6剂，水煎服。

12月3日二诊：药后矢气频频，自觉全身轻松，别无不适。依方继服6剂。

12 月 14 日三诊：乳胀大减，乳房上条索状物似有收缩之象。依前方加三七粉 4 g（冲服），6 剂。

12 月 22 日四诊：条索之肿块消除过半。如方再服 6 剂。

1999 年 1 月 2 日五诊：月经来潮，奶亦不胀。肿块消除殆尽，将近痊愈。为治彻底，再服 6 剂巩固之。

✡ 案二

张某，女，27 岁，2000 年 9 月 12 日初诊。

主诉：由于心情不顺，嗳气多多，经期延迟而量少。腰痛、乳房上多处可见大小不等的肿块，推之移动不粘连。脉细弦，舌淡红、苔少。B 超示：乳小叶增生。证属肝郁气滞血瘀。治以疏肝理气化瘀，养阴补肾。

处方：黄芪 30 g、当归 15 g、川芎 15 g、赤芍 10 g、熟地黄 20 g、三棱 10 g、莪术 10 g、鸡内金 30 g、生山药 30 g、柴胡 10 g、香附 10 g、郁金 10 g、菟丝子 20 g、川续断 20 g，6 剂。

9 月 20 日二诊：腰痛失，乳上肿块缩小，多处触不到，效不更方，依方 6 剂。

三诊：诸症均愈。为了病无反复，并给予全面调理，依下方 6 剂：当归 15 g、川芎 10 g、熟地黄 20 g、山萸肉 15 g、枸杞子 10 g、柴胡 10 g、郁金 10 g、鸡内金 20 g、菟丝子 20 g、桑寄生 15 g、沙苑子 10 g、紫河车 6 g。

按语

乳小叶增生，因与情志不舒，躁怒生气有关，治之通法即疏肝理气，化瘀消痰。曾治愈不少患者。根据治疗经验，自制一方"二金三莪汤"（柴胡、香附、郁金、鸡内金、当归、川芎、三棱、莪术、白芥子、莱菔子、三七粉），由于病有寒、热、虚、实之别，在此方的基础上，温清补泻，还应随症辨治，显出中医治病之特色。

乳房胀痛

秦某，女，46 岁，2004 年 2 月 29 日就诊。

主诉：两乳头胀痛 3 个月。44 岁断经后，情绪急躁易怒。脉弦细、舌红，此为更年期足厥阴肝经之气不疏而冲任之气郁结于胸中，则乳房胀痛不舒。治应疏肝解郁。逍遥散加减治之。

处方：当归 15ｇ、白芍 15ｇ、川芎 10ｇ、郁金 10ｇ、香附 10ｇ、柴胡 10ｇ、白术 10ｇ、青皮 10ｇ、茯苓 20ｇ、鸡内金 30ｇ、生甘草 6ｇ，6 剂，水煎服。

3 月 7 日二诊：乳房胀痛基本消失。依方 3 剂，病愈。

男性乳大

曹某，男，37 岁，2002 年 6 月 10 日就诊。

主诉：两乳胀大，左重右轻。无大痛苦，追究病因，是家事不顺发怒所致。思虑伤脾，郁怒伤肝，冲击胸胁两乳，气滞血瘀，致乳胀大。治应疏肝解郁，化痰消积。以逍遥散加减治之。

处方：柴胡 10ｇ、栀子 10ｇ、当归 20ｇ、白芍 15ｇ、郁金 15ｇ、香附 15ｇ、茯苓 20ｇ、三棱 10ｇ、莪术 10ｇ、仙灵脾 15ｇ、青皮 15ｇ、白芥子 10ｇ、半夏 10ｇ、甘草 10ｇ，6 剂，水煎服，日一剂。

6 月 18 日二诊：药后腹痛失，依前方继续服至 6 月 24 日，两乳缩小，方药据症稍有变化服至 7 月 6 日，两乳症状消失。为了病不反复，以下方巩固而愈：柴胡 10ｇ、香附 10ｇ、当归 15ｇ、郁金 10ｇ、赤芍 10ｇ、仙灵脾 15ｇ、土鳖虫 10ｇ、甘草 10ｇ，访无反复。

按：本病何以仙灵脾治疗始终，考虑与内分泌激素有关。故本病既有郁滞之因，又有激素的激惹。

胃 脘 病

脾胃属土，万物所归，是消磨、运化、转输水谷精微的枢纽。脾宜升则运化，胃宜降则消磨，肝宜疏则和顺条达，肺宜宣则散发。如此则生化有源，出入有节，传导有序。否则，胃不降，脾不运，肝不疏，再加上内伤食积、气滞、血瘀，外感寒热邪毒等，导致胃病而出现诸多病症。胃胀饱满，胃灼热吐酸，胃痛呃逆不食等。对其治疗，在通降的基础上健脾运，疏肝和，消胃降，理气滞，化瘀血，制酸、护膜、止痛，甚而解毒（如幽门螺杆菌）等，随症辨治，就会疗效显著，无不愈者。仅举案例于下。

反流性食管炎、浅表性胃炎

杨某，男，41岁，2003年5月19日初诊。

主诉：胃脘痛20年。

主证：打嗝、胃灼热、腹胀痛、食少、消瘦、脉弱，舌体小、质红、苔少。

内窥镜：反流性食管炎，慢性浅表性胃炎，十二指肠糜烂性炎症。

辨证：气阴不足，胃气上逆型胃病。

治则：益气降胃。

处方：生山药30g、黄精20g、辽沙参20g、枳实10g、厚朴10g、降香6g、代赭石末15g、九香虫10g、陈皮10g、海螵蛸（捣）15g、煅瓦楞子15g、白及10g，6剂水煎服。

5月26日二诊：胃灼热减轻。依前方继服6剂。

6月3日三诊：诸症基本消失，唯食欲稍差，病已痊愈。依5月

19 日方加炒麦芽 30 g、鸡内金 15 g、砂仁 6 g，3 剂调理巩固。

升降不协调

徐某，男，62 岁，2004 年 5 月 14 日就诊。

主诉：胃痛已 20 年。心口、胸部沉胀不舒。大便时干。胃镜：食管炎、胃炎。脉滑，舌淡、苔厚。由于久病不愈，功能低下紊乱，升、降不正常。食少便干，胃胀饱满，长期不舒，至今已 20 年之多。治应健脾降胃，顺气疏肝，制酸止痛，以达到升降协调，疏运和顺的效果。

处方：枳实 10 g、厚朴 10 g、炒莱菔子 30 g、炒麦芽 30 g、佛手 10 g、砂仁 4 g、檀香 3 g、党参 15 g、白术 15 g、黄精 20 g、肉苁蓉 20 g、煅瓦楞子（捣）15 g、海螵蛸（捣）15 g、生姜 3 片、大枣 6 枚，6 剂水煎服。

5 月 20 日二诊：药后大便通顺，矢气多，诸症大减，上下畅快。药已中病。依方 6 剂，前 3 剂每日一剂，后 3 剂 2 日一剂。药后病愈。访无反复。

按：治胃病强调通降，是因胃的生理功能所决定的。同时临床经验亦告诉我们，胃肠病是通多补少。纵然需温补，亦不能妨碍通降下行的功能。据多年临床经验，自拟"胃痉汤"一方：枳实、厚朴、鸡内金、陈皮、半夏、元胡、海螵蛸、炒二丑（牵牛子）、代赭石等，临证加减变化治之，疗效好，曾治愈很多长期不愈的疑难胃病。

阴虚燥结

张某：女，50 岁，农民，2004 年 4 月 10 日初诊。

主诉：胃病 20 年，曾多方求治未愈。至今仍是胃脘胀痛，打嗝，甚而干恶心，胃灼热（胃中疼痛感）等。脉弦细，舌苦少津，苔黄燥，问其大便，如羊屎，一周一次，食欲欠佳。20 年来大便干，排便不顺。据症分析，症属阴虚津亏，胃肠通降受困，这是引起胃病的根源，临床多见。对其治疗，必须首先养阴生津润燥，增水行舟，涤荡积滞，通肠降胃，恢复胃肠的生理功能为要务，再据症治疗。

处方： 熟地黄30 g、玄参20 g、生地黄20 g、肉苁蓉20 g、火麻仁15 g、枳实10 g、厚朴10 g、炒莱菔子30 g、大黄10 g、鸡内金20 g、当归20 g、元胡10 g、海螵蛸20 g、煅瓦楞子20 g、九香虫10 g、生甘草10 g、陈皮30 g，6剂，水煎服，每日一剂，分3~4次服下。

4月18日二诊：燥便逐渐下排，矢气频频，腹胀痛轻减。但大便仍有头干，二日一次。依上方加黄精20 g，6剂，仍依上方服。

4月26日三诊：诸症大减。仍有打嗝、口酸。依上方去大黄、火麻仁、元胡，加白及10 g，代赭石粉15 g，6剂，水煎服。

依上方调至5月13日病愈。访无反复。

木盛克土

关某，男，36岁，2001年7月18日初诊。

主诉： 胃痛四年，吐酸水，心口胀痛。脉弦长，舌红、苔厚。据脉症属肝木盛克胃土，致胃胀痛。除对症健胃、活血、制酸外，更重要的就是疏肝、解郁、理气等对因治疗。

处方： 枳实10 g、厚朴10 g、香附10 g、五灵脂10 g、炒莱菔子30 g、九香虫10 g、海螵蛸20 g、煅瓦楞子20 g、元胡10 g、降香10 g、陈皮10 g、甘草6 g、姜1片、枣6枚，6剂，水煎服，日一剂。

7月24日二诊：药后诸症缓解，痛减，矢气多，依前方加鸡内金20 g，6剂，继服。

7月30日三诊：胀痛轻微，向愈转化，如此随症加减、调治至8月13日病愈，后访无反复。

出血性胃炎

都某，女，54岁，农民，1999年6月6日初诊。

主诉：胃痛数年。腹胀食差，打嗝、吐酸、消瘦、大便次数多，心慌无力。

查：脉弱，苔黄。

胃镜：食管炎，出血性胃炎。

治：以健脾调胃、理气止血制酸。

处方：生山药30 g、白术15 g、薏苡仁30 g、龙骨15 g、白及10 g、煅瓦楞子20 g、海螵蛸20 g、赤石脂10 g、枳实10 g、鸡内金20 g、炒麦芽20 g、炒莱菔子30 g、车前子20 g、生姜3片、大枣6枚，3剂。

6月12日二诊上药服后，食欲增加，大便每日一行。依前方减车前子、赤石脂，继服3剂。

6月18日三诊已有饥饿感，如此据症变化，21剂药病即痊愈。

按：脾胃失和，脾不健运，胃不降浊，肠不收纳。瘀积中焦，诸症作乱。治以健脾、降胃、涩肠、止血，使诸症很快治愈。

食湿寒滞

芦某，女，42岁，2004年4月3日初诊。

主诉：胃病已有10年余，原有溃疡治愈。近日复又胃痛、胀、胃灼热、心慌等症发作。脉沉迟，舌苔白厚，此乃食湿寒滞胃，治应温消食湿寒之滞。

处方：党参10 g、白术10 g、茯苓10 g、制附子10 g、炮姜10 g、枳实10 g、厚朴10 g、炒莱菔子30 g、炒麦芽30 g、炒牵牛子6 g、鸡内金20 g、元胡10 g、海螵蛸（捣）15 g、生姜3片、大枣3枚，3剂，水煎服，日一剂。

4月7日二诊：诸症均轻减。依前方去牵牛子加砂仁6 g、太子参10 g，续服3剂。

4月12日三诊：矢气多，腹内轻松。依方6剂。

4月20日四诊：诸症若失。为病愈，依上方加牡蛎20 g，6剂。5月2日告愈。

阴虚肝胃不和

刘某，男，39 岁，工人，2008 年 10 月 13 日就诊。

主诉：食管干涩，咽物不利。胃沉痛胀闷不舒、灼热，打嗝、大便干。脉沉细，舌红、苔少。

胃镜示：①食管炎。②充血性胃炎。

据症分析系阴虚津亏，胃不降，肝不和，治应疏肝和胃，养阴降逆。

处方：黄精 15 g、肉苁蓉 20 g、玄参 30 g、百合 20 g、莲子 10 g、煅瓦楞子 20 g、海螵蛸 20 g、枳实 10 g、厚朴 10 g、代赭石末 20 g、炒莱菔子 30 g、炒麦芽 30 g、陈皮 15 g，6 剂。

二诊：药后症轻，依上方加黄精 15 g，肉苁蓉 10 g、百合 20 g，10 剂。

11 月 3 日三诊：上药后唯大便稍干，余症均失。仍以上方 6 剂，巩固收功。

按：中焦之生理功能，在于胆胃共降消磨水谷，肝脾同升运化水谷精微。如若受寒湿热毒之侵；或肝气郁结，木不疏土；或大肠干涩不畅通等，都会导致升降失常，中焦壅滞，酝酿成疾。胃以通为用，以降为顺，通降失常就是胃病的主要病因。治胃病要时时注意胃气的通降，则显效甚速。否则，大肠不通，肝郁不疏，胃气不降，甚而上逆呕恶（呃）。纵然对症止痛，加以制酸、保护胃黏膜等治法，亦会显效不著（幽门螺杆菌病除外），因为中医的理论是整体观，脏腑之间既有生理上的有机联系和制约，又有病理上的相互制约和牵连。亦即"亢害承制"的理论。遵循"胃"以下降为顺，以通为用的理论指导临床治疗胃病，愈病多矣！20 年的老胃病亦告治愈。

胃萎缩、溃疡

徐某，男，45 岁，农民，1999 年 4 月 10 日初诊。

主诉：胃痛数年。

镜检：食管炎、萎缩性胃炎、溃疡。

症状：胃灼热、胃痛、打嗝，大便干燥不顺。

治疗：养阴、润燥，化瘀、补气血。

处方：黄精30 g、熟地黄20 g、当归10 g、太子参15 g、山萸肉15 g、玉竹20 g、白及10 g、元胡10 g、龙骨15 g、煅瓦楞子15 g、炒莱菔子30 g、枳实10 g、厚朴10 g、肉苁蓉20 g，6剂，水煎服。

4月18日二诊：上药服后症无变化。依上方加白及10 g、黄精10 g，6剂，水煎服。并加自己熬制的活血化瘀的骨痹膏1贴，外敷胃脘。更加针灸胃五针[中脘、内关（双）、足三里（双）]。

4月24日三诊：药后自觉症减。效不更方，针、膏药照用，如此随症变化又连用两次病愈。

肝气犯胃

✡ 案一

马某，男，50岁，干部，2008年7月23日初诊。

主诉：两月前胃脘疼痛、大汗、晕厥、伴大便失禁，醒后如常人。近一月来胃部胀满、隐痛，在某医院做了多方面的检查，包括血液、内分泌等检查，仅发现心脏供血不足，并按心血管治疗无效。脉弦，舌淡红、苔薄黄。

辨证：肝气犯胃，逆窜作痛。

治则：疏肝理气和胃。

方药：枳实10 g、厚朴10 g、炒莱菔子30 g、炒麦芽20 g、鸡内金20 g、煅瓦楞子15 g、海螵蛸20 g、陈皮10 g、姜半夏10 g、白术10 g、丹参30 g、川芎15 g、生姜6片、大枣6枚，6剂。

2008年8月11日二诊：药后效果明显，矢气频频，隐痛、腹胀均已轻减，因面部神经痉挛，依上方加赤白芍各15 g、郁金10 g、广地龙20 g、全蝎10 g、蜈蚣2条，6剂。

2008年8月26日三诊：胃脘部胀痛消失，面部痉挛亦明显好转，偶有跳动。心电图示无异常。为巩固三种病症之疗效，续服6剂。

按：本案三病并存，先将胃胀痛治愈，再治后病。第一方之丹参、川芎，就是为兼治冠心病。以后又加诸药，是治冠心病、面痉挛二病，故将三病同时治愈。

✦ 案二

郭某，女，36岁，农民，1998年10月27日就诊。

主诉：近两个月由于家事不和，胃腹痛，食少，打嗝欲呕，急躁、睡眠少，大便干，数日一行。

查：脉弦而有力，舌红、苔微黄燥。

诊断：肝气不舒，横逆中土，胃气不降，郁热于胃作痛。

治疗：疏肝降胃，清热通大便。

处方：柴胡10 g、黄芩10 g、枳实10 g、厚朴10 g、香附10 g、炒莱菔子30 g、炒大黄10 g、姜半夏10 g、玄参20 g、陈皮15 g、竹茹10 g、黄连3 g、海螵蛸20 g，6剂。

11月8日二诊：胃已不胀痛，大便日一行。心情爽快，诸症均失。依下方巩固之。柴胡10 g、香附10 g、枳实10 g、炒莱菔子30 g、鸡内金20 g、陈皮10 g、肉苁蓉20 g、生甘草6 g，3剂，2日一剂，痊愈。

✦ 案三

董某，男，31岁，农民，1998年12月9日初诊。

主诉：左胁疼痛，因家事不和引起。

症状：胃灼热、打嗝。

镜透：反流性食管炎。

查：脉弦，舌暗红、苔薄白。

诊断：肝气犯胃，胃气上逆。治以疏肝降胃。

处方：枳实10 g、香附10 g、郁金10 g、厚朴10 g、生麦芽30 g、

降香 10 g、白芍 10 g、当归 10 g、姜半夏 10 g、大黄 6 g、海螵蛸 20 g、煅瓦楞子 15 g、陈皮 15 g、姜 3 片、大枣 6 枚，6 剂，水煎服。

12 月 18 日二诊：大便顺，矢气多，自觉腹内轻松舒服。效不更方，依方 6 剂。

12 月 28 日三诊：诸症均愈，无不适感。无须汤药，用香砂养胃丸、木香顺气丸调理即可。

✦ 案四

申某，女，58 岁，2000 年 7 月 5 日初诊。

主诉： 胃脘热痛已半年多。饭后稍减。口干，大便干。因家境不顺，急躁易怒所致。

查： 脉细数，舌红、苔薄黄。此乃木盛克土，中焦有热至胃热灼痛。治应抑木疏肝、降胃清热。

处方： 柴胡 10 g、香附 10 g、郁金 10 g、黄芩 10 g、枳实 10 g、厚朴 10 g、三棱 6 g、莪术 6 g、生地黄 20 g、肉苁蓉 20 g、海螵蛸 20 g、煅瓦楞子 20 g、元胡 10 g，6 剂，水煎服。

7 月 13 日二诊：药后大便畅顺，热痛症轻。唯觉腹胀饱满。此乃胀气不得下行使然。依前方去海螵蛸、煅瓦楞子，加炒莱菔子 30 g、炒麦芽 30 g，6 剂。

7 月 21 日三诊：药间矢气频频，腹内轻松舒服、诸症失，病愈。

按： 肝气犯胃性胃痛，除另有特殊症状外，对其治疗，皆在疏肝理气、降胃通肠的前提下再对症治疗。由此数则案例即可看出，其大方向的治法都是如此，但都治愈。总的来说，疗效高又快。证明此治法是正确的。

胃虚胀闷

孙某，男，71 岁，农民，2001 年 5 月 19 日就诊。

主诉： 胃中嘈杂不舒数年之久。腹中之痛，莫可名状。上不打嗝，下无矢气，似痛非痛。似饥非饥，大便溏薄，一日 3 ~ 4 次。情绪不稳。脉弦细，舌淡红，血压 100/60 mmHg，苔薄白。治以疏肝、和胃、健脾。

处方： 黄芪 15 g、白术 10 g、薏苡仁 15 g、生山药 20 g、陈皮 15 g、藿香 10 g、半夏 10 g、九香虫 6 g、炒莱菔子 20 g、枳实 10 g、郁金 10 g、鸡内金 15 g、茯苓 15 g、生姜 3 片、大枣 6 枚，3 剂。服后自觉舒服，症情稳定。依方加干姜 6 g、海螵蛸 15 g，3 剂。大便成形，矢气多，自觉腹内轻松舒服。如此据症调节 20 余日病愈。

按： 此型胃病，器质病变不显著，气虚突出，功能差。由于消磨运化力差，食留时长，引起不少症状。对其治疗首应健脾疏肝，促使中焦运化，上输、下消、中和，使胃中嘈杂之症自除，病自愈。

气 阴 虚

孙某，女，48 岁，2004 年 7 月 27 日初诊。

主诉： 饭后胃部隐隐作痛、饱满、打嗝。大便干月余。每日服大黄片 9 片，否则大便不下。

查： 脉沉缓弱，舌淡红、少津，舌面光板。血压 100/70 mmHg，根据脉舌诊为气阴双虚，无力行舟之停滞症。治应补气养阴，增水行舟，调畅中州。

处方： 黄芪 30 g、人参 15 g、当归 10 g、熟地黄 20 g、肉苁蓉 30 g、玄参 20 g、黄精 20 g、枳实 10 g、厚朴 10 g、鸡内金 20 g、元胡 10 g、徐长卿 10 g。6 剂，水煎服。

8 月 5 日二诊：药后大便如羊屎，连续 3 ~ 4 日。后成为稀便。腹内轻松舒服，诸症若失。病已近愈，再以下方调养收功，

处方： 党参 20 g、白术 10 g、生山药 30 g、肉苁蓉 20 g、黄精 20 g、炒莱菔子 30 g、炒麦芽 30 g、陈皮 15 g、元胡 10 g、鸡内金 20 g、生甘草 10 g、生姜 3 片、大枣 6 枚。6 剂。

8 月 13 日三诊：药后病愈，患者唯恐不彻，要求再服一次。只好

答应：太子参 10 g、生山药 20 g、熟地黄 20 g、山萸肉 15 g、鸡内金 20 g、生麦芽 30 g，3 剂。

按语

上述两例，皆属功能性病变，不是器质性病变。给予调理即行。补气养阴、调理中州，使肝疏、脾运、胃降、中州畅通病则愈。

十二指肠溃疡

王某，女，47 岁，工人，1992 年 9 月初诊。

主诉：胃病已 10 年，多方求治未愈。

症状：胃脘痛如烧灼，打嗝、腹胀、大便干，脉缓，舌淡红、苔薄白。X 线片：十二指肠溃疡。

诊断：阴虚燥热型胃脘痛（胃、十二指肠溃疡）。

治则：养阴润燥、通肠降胃。

处方：肉苁蓉 20 g、玄参 20 g、白芍 10 g、枳实 10 g、厚朴 10 g、鸡内金 20 g、炒莱菔子 30 g、陈皮 20 g、海螵蛸（捣）20 g、煅瓦楞子（捣）20 g、白及 15 g、元胡 10 g，6 剂，水煎服。

针刺：灵台、内关（双）、足三里（双）。

二诊：灼痛大减，大便不干，矢气频频，依前方加生姜 3 片、大枣 6 枚，6 剂，照服。

三诊：诸症均失，依前方续服 6 剂。

四诊：症无反复，病愈。为彻底除根，永无反复，依上方 6 剂，不定时服。

按：治胃应顺调其生理功能，则效高愈速。所以用枳实、厚朴、陈皮、莱菔子等即顺调肠胃之功能，使逆气下行；肉苁蓉、玄参养阴润燥通大便，使肠通顺；海螵蛸、瓦楞子、白及等制酸、护胃、保护十二指肠黏膜，白芍、元胡缓急化瘀止痛，促使溃疡愈合。方虽平平，但能在短期内治愈数年不愈的疾患。由此说明凡治病前，首应明因识证，知病理变化，方药恰当，疗效就会显著。

阴虚燥结

申某，女，57岁，退休，2008年8月11日初诊，喜食凉物。由于原有类风湿性关节炎，自食甲氨蝶呤等，使身体更加虚弱，易感冒，盗汗，失眠多年。大便干，2~3日一次。脉细数，舌苔黄厚。

辨证：据脉证应属中焦瘀滞，蕴热伤阴灼胃。治应疏肝、降胃、养阴、清热。

处方：黄精20 g、肉苁蓉20 g、熟地黄15 g、玄参20 g、山萸肉10 g、生石膏30 g、枳实10 g、厚朴10 g、炒莱菔子30 g、元胡10 g、砂仁6 g、煅瓦楞子15 g、海螵蛸20 g、生姜6片、大枣6枚，6剂。

2008年8月18日二诊：上药服后，胃灼热痛、口苦等诸症大减，胃气下行，大便溏。脉缓舌津少，苔黄欲退，治应加大补气之力。依上方去元胡加黄芪20 g、白术10 g、生山药30 g，6剂，水煎服。

2010年8月25日三诊：诸症均失，病愈。为防反复，依上方再服3剂。

按：中焦生理之常，应是肝上疏下泄、脾升清、胃降浊，才能完成正常的生理功能。中焦瘀滞、肝不上疏、脾不健运、胃不降浊，致气、阴更虚，治必补气阴，疏肝、降胃、健脾，使中焦上疏下泄，病情自愈。

反流性食管炎

薛某，女，50岁，工人，2008年5月4日初诊。

主诉：月前由于生气引起前胸后背沉闷不舒，泛酸，打嗝，全身乏困无力，食少。X线透示：反流性食管炎。脉细弦，舌红、体小、苔厚。

辨证：肝气郁结，肝胃不和，胃气逆上作痛。治以疏肝理气降逆，养阴补气润燥。

处方：

（1）疏肝理气降逆：柴胡 10 g、香附 10 g、郁金 10 g、三棱 10 g、莪术 10 g、海螵蛸 20 g、炒麦芽 20 g、枳实 10 g、厚朴 10 g、陈皮 15 g、姜半夏 10 g、生甘草 6 g，3 剂，水煎服，日一剂，先服。

（2）养阴补气：生山药 20 g、熟地黄 20 g、太子参 20 g、山萸肉 15 g、鸡内金 20 g，3 剂，水煎服，日一剂。

二诊：2008 年 5 月 20 日，上药服完后，泛酸大减，乏力消失，全身有劲。精神好转，效不更方，依上方再服。

三诊：2008 年 5 月 26 日，上药服完，诸症均愈。为巩固疗效，再以下方调理。生山药 30 g、黄精 20 g、熟地黄 20 g、姜半夏 10 g、炒麦芽 20 g、炒莱菔子 20 g，3 剂，结束治疗。

按：脾升胃降，肝升胆降，这是中焦生理之常。肝又是升降之枢，如肝气郁结，肝不疏土，导致脾胃升降失序而引起本病。故治疗必须疏肝解郁，平胃降逆。胆汁胃酸不反流逆上，病即自愈。

顽固腹泻 20 年

文某，女，45 岁，干部，2008 年 9 月 10 日就诊。

主诉：慢性泄泻 20 年。曾因在夏日中伏生孩子，天气炎热，不慎吃一个冰镇番茄，从此泄泻，长期不愈，经多方治疗虽有好转，于 2005 年又反复如初。每日腹泻 2～3 次或更多。稍有不慎，病即加重。已形成恐惧感，至今仍是少腹凉坠胀痛，每日腹泻 2～3 次。脉沉迟，舌暗淡、苔薄白。据脉症系肾阳不振，脾失健运。治以温肾健脾，温中祛寒。

处方：白术 15 g、党参 10 g、制附片 10 g、炮姜 6 g、炒薏苡仁 20 g、茯苓 20 g、车前子 30 g（另包）、鸡内金 30 g、炒麦芽 20 g、炒莱菔子 30 g、芡实 15 g、生龙骨 20 g、生牡蛎 20 g、炙甘草 10 g、生姜 6 片，大枣 6 枚，6 剂，水煎服，每日一剂。

9 月 16 日二诊：上药服后平和，症已见轻，冷胀好转，依方加生山药20 g，6剂。

9月22日三诊：大便成形，次数减少，小腹胀痛消失，但有口苦，脉弦，苔白，依上方加黄连3 g、肉桂1 g，6剂。

10月6日四诊：大便每日一次，冷、胀、痛诸症均失，病已痊愈。嘱其自备理中丸类以巩固之。

按：本病系妊娠后，肾阳虚损，加之食冰冷之物，更损及脾肾之阳，使肾元不固，火不生土，脾失健运。下焦凉、坠、胀、痛，泄泻诸症由生，以致长期不愈。病因既明，治应温肾以逐寒固脱，补脾土以健运中焦，加之疏肝理气，使阳复、土健、肝舒，病自痊愈，而无反复。

燥结旁流

孙某，男，90岁，离休，2005年10月6日初诊。

主诉：腹胀痛下坠，欲大便而不能，却向外流黄色稀水。头脑不清，卧床不起，不能进食，靠输液、喂食维持生命。住院两月余，已排除肿瘤。电告后思考再三，属年高体衰，功能弱减，上述诸症，皆因阴虚、阳明燥结所致。对其治疗，只有排除燥结，畅通肠胃，使肠通胃降，诸症可愈。否则，预后难料。虽年迈，宜通不宜补，纵补，只能在养阴润燥的前提下，稍加一些补气辅正。《黄帝内经》云："中满者泻之于内。"承气汤正是其治法。"承气者，即使肠胃之气通顺"。"上宣肺气以通大肠之气顺，中疏肝气，以升脾之运化"。故承气汤不仅治急症、实症，有起死回生之力，对虚症之实者亦为常用之方。本病虽年高体衰，亦应如此治之。

处方：枳实10 g、厚朴10 g、川大黄6 g、肉苁蓉30 g、太子参15 g、火麻仁20 g、生地黄30 g、玄参30 g、陈皮20 g、炒莱菔子30 g，3剂，水煎少量频服。第二剂药服完，下燥屎许多。3剂服完，燥屎尽。能食，精神好转，并能诵读逗笑，下床活动，药尽病愈。

按语

患者虽年高体衰，病又危重，据病情如不通燥结，降肠胃，预后难料。辨证准确，有斯症用斯药，亦是治病之本。不过对年老体弱者更应谨慎从事。

胆 囊 炎

王某，女，24 岁，2004 年 6 月 15 日就诊。

主诉：右胁疼痛半年，深吸气或急躁加重。按压胆区痛明显。B 超示胆囊炎。脉弦，舌红、苔白。肝、胆属木，和顺条达为正理，逆则病。治应疏理和解，以达升降通顺。以大柴胡汤加减治疗。

处方：柴胡 15 g、黄芩 10 g、枳实 10 g、厚朴 10 g、当归 10 g、白芍 10 g、香附 10 g、郁金 10 g、海金沙（另包）10 g、鸡内金 20 g、金钱草 20 g、元胡 10 g、栀子 10 g、川楝子 10 g、川大黄 10 g、生甘草 10 g，3 剂，水煎服，日一剂。

6 月 18 日二诊：痛减过半，依方 3 剂。

6 月 22 日三诊：胆区疼痛失，无任何症状。续服 3 剂，巩固疗效，病愈，后访无反复。

呕吐顽症

孙某，女，12 岁，2000 年 1 月 17 日初诊。

主诉：不定时呕吐已 2 年多，吐时伴有头晕。经治疗未见轻，脉弦细，舌边稍红，别无异常。据呕时伴有头晕，应与肝亢有关。治应疏肝解郁，缓急止呕。

处方：柴胡 6 g、香附 6 g、枳实 6 g、白芍 10 g、厚朴 6 g、炒莱菔子 15 g、郁李仁 6 g、鸡内金 10 g、代赭石 10 g、生地黄 8 g、竹茹 6 g、怀牛膝 10 g、生甘草 6 g、生姜 3 片、大枣 3 枚，6 剂，水煎服。

1 月 25 日二诊：药后无吐，依上方去郁李仁加鳖甲 10 g，6 剂，改为二日一剂。

2 月 18 日三诊：药后无吐。病愈，无反复，未再服药。

按：呕伴头晕，责肝阳亢。对其治疗，不仅降胃，更要平肝潜阳。

呕 吐

赵某，女，56岁，农民，2008年8月18日初诊。

主诉：近3日头晕头痛流鼻涕，呕吐、口干、咽痛，不欲食，3日未见大便。脉弦，舌红、苔薄黄。

辨证：中焦郁热，肝气犯胃，腑气不通，胃气上逆而呕吐，复感风邪而头痛鼻涕。治应里清外解，降逆通腑。

处方：柴胡10 g、黄芩10 g、防风10 g、生地黄15 g、玄参15 g、枳实10 g、厚朴10 g、大黄10 g、姜半夏10 g、姜竹茹10 g、陈皮10 g、炒麦芽20 g、生甘草6 g，3剂。

2008年8月23日二诊：药后头痛呕吐均愈。仍大便不畅，食欲差、睡眠不好。以下方调理即可：枳实10 g、厚朴10 g、鸡内金20 g、炒麦芽20 g、玄参20 g、生地黄15 g、砂仁6 g、夜交藤20 g、生甘草6 g，3剂。

按：腑以通为用，以降为顺。今腑气通降失用，上逆作呕吐，故通腑降逆是正治法。头痛是因内热又受外风所致。

胃胀呕吐误诊

陈某，男，68岁，2002年1月28日初诊。

主诉：胃胀痛呕不能食。住院两周，症状依然，出院求治。经详细问诊后，知其病因是硬食物划破了咽喉，胃有瘀血，引起胃胀呕恶。对其治疗，必化瘀血方效。

处方：（三七粉2 g、硫苦3 g）×6包，每日早晚饭前各服一包。第三日未服，呕恶全止，已能进食。

按：医者对患者，既治病，更要认真地治愈病，这是医之天职。但如不是进一步详细问诊，明确诊断，很难说在时间短（仅3日），花钱少（1.8 元）（医院花了近 2 000 元）的情况下将病治愈。中医的问诊很重要，能获得检查不易得到的病情。由此更应强调"问诊"在四诊的重要性，以及治病"求因"的重要性。

浅表性胃炎

杨某，男，50 岁，2012 年 1 月 18 日初诊。

主诉：打嗝、吞酸、口苦、咽憋已半年。

查：脉弦数，舌体红。胃镜示浅表性胃炎。

诊治：据症分析，应是肝火郁结中焦犯胃，胆胃下降不顺，积液瘀积于胃，胃受刺激而引起的胃痛。所谓的浅表性胃炎，很可能就是胆汁、胃液瘀积的激惹，再加上肝火怒气的冲击而成。对其治疗应疏肝、泄胆、降胃等，以清除瘀热。

处方：柴胡 10 g、黄芩 10 g、香附 10 g、郁金 10 g、枳实 10 g、厚朴 10 g、龙胆草 6 g、生地黄 15 g、栀子 10 g、炒莱菔子 30 g、三棱 10 g、莪术 10 g、生姜 3 片、大枣 6 枚，6 剂，水煎服，日一剂。

1 月 25 日二诊：药后诸症均有所减轻。矢气多，多下行，精神爽快。依上方加龙胆草 4 g，鸡内金 20 g，6 剂。

2 月 2 日三诊：自诉胃无不适，病已痊愈。为善后，以香砂养胃丸继服数日。

糜烂型胃病

李某，女，58 岁，2012 年 5 月 8 日初诊。

主诉：胃痛、发胀、打嗝 4 个月。大便 2 日一行。胃镜：平坦糜烂型胃炎；十二指肠球部息肉，憩室。脉沉弱，舌红、苔薄黄。

诊治：阴虚燥热，气滞血瘀，久困溃腐。治以养阴润燥，活血化瘀，健脾益胃，保护胃黏膜。

处方：太子参 20 g、辽沙参 20 g、石斛 6 g、麦冬 10 g、鸡内金

20 g、龙骨 10 g、牡蛎 15 g、白及 5 g、元胡 10 g、肉苁蓉 20 g、炒莱菔子 30 g、五灵脂 6 g、三七粉（另包冲服）3 g，6 剂。

5 月 19 日二诊：药后症轻减，仅饥饿时隐痛，依前方加海螵蛸 10 g、白及 5 g。6 剂。

5 月 28 日三诊：胃痛消失。依上方再巩固一次病愈。

下面讨论三个问题。

1. 胃病之特殊病因——幽门螺杆菌

幽门螺杆菌的感染率是非常高的，胃溃疡的检出率是 70%～80%，十二指肠溃疡的检出率是 90%，慢性胃炎的感染率是 40%～70%。说明幽门螺杆菌在胃酸里不能被消灭。曾在一个时期，大量服庆大霉素治胃病，指的就是消灭幽门螺杆菌。不久即销声匿迹，可能是效果不显。然为何用纯中药却能把胃病治愈，愈后很少反复？难道说治愈的胃病中就没有幽门螺杆菌的感染？不会那么巧合吧。问题是否应从两方面认识：一则是否因海螵蛸、瓦楞子、白及等中药不仅改变了胃部的酸性环境，而又起到保护胃黏膜的作用，从而不利于幽门螺杆菌的生存而使其自行衰亡呢？再则是否因枳实、厚朴等通肠降胃，促使胃肠动力下行，从而使幽门螺杆菌随之下行被排除呢？仅是临床推测，无实验数据证之，仅供参考。

杨某，男，32 岁，2011 年 11 月 16 日就诊。

主诉：胃痛 8 年，治疗未愈。至今仍打嗝泛酸，胃上口疼痛，平卧加重。

查：脉缓弱，舌红、苔薄黄，大便溏，2～3 次/日。久病 8 年不愈，应首查幽门螺杆菌。镜检结果：阳性，胃黏膜充血糜烂。据此，应先根除幽门螺杆菌。依照西药的三联疗法，即奥美拉唑 40 mg/日、阿莫西林 2 000 mg/日、甲硝唑 40 mg/日。上述剂量分成 2 次服，连服 10 日。

11 月 26 日二诊：又做幽门螺杆菌检查，结果阴性。说明幽门螺杆菌已被消除。随即用中药辨证治疗诸症。据症分析，治应降胃镇逆，制酸止痛，敛腐护膜，健脾运化。

处方：枳实 10 g、厚朴 10 g、代赭石末 10 g、炒莱菔子 30 g、海螵蛸 20 g、龙骨 10 g、牡蛎 10 g、元胡 10 g、生山药 15 g、党参 10 g、白术 10 g、茯苓 20 g、甘草 6 g、生姜 3 片、大枣 6 枚，6 剂。

12 月 6 日三诊：痛减，但仍泛酸。依上方加姜半夏 10 g、代赭石末 10 g，6 剂。

12 月 16 日四诊：诸症消失，尚有轻微打嗝。稍加调理病愈。

2. 治胃病，应健脾、疏肝、益肺

治胃病，在通降的基础上，更应健脾、疏肝、益肺，使人身生理气机舒畅，使气血升降自如，畅行无阻。

王某，男，70 岁，干部。

主诉：胃腹胀满、食少，大便坠痛而不下（不干燥），原患咳喘并抑郁躁怒。据症应属肝郁不疏，脾虚不升运，肺虚不通调。治此症，在通降的前提下，疏肝、健脾、调肺还是很有必要的。从而达到升降自如，腹胀满坠等症自然消除。

处方：柴胡 10 g、郁金 10 g、炒莱菔子 30 g、莪术 10 g、枳实 10 g、炒麦芽 20 g、鸡内金 20 g、党参 10 g、白术 10 g、生山药 20 g、黄芪 20 g、辽沙参 30 g、杏仁 10 g、贝母 10 g、白芥子 10 g，6 剂，药后矢气频频，诸症均减，调治月余而愈。

3. 治胃病为何用枳实、厚朴、瓦楞子、白及等

虽不是方方有之，然临床用的概率很大，为什么？概括地讲是符合胃病的病理需要。呃逆、作酸、疼痛、胀满等症，是对症治疗的常用药。《伤寒论》之承气汤用枳实、厚朴等，就是有破结、疏通肠胃之义，并有软坚散瘀，保护胃肠黏膜之功能。鸡内金更有增加胃液分泌，促进胃肠动力，消积、化食之功。故将鸡内金称为"化食丹""胃痉汤"。药无特殊，方不惊人，用后却喜出望外，效果显著。

咳 喘 病

吸入性肺灼伤

史某，女，38岁，农民，2002年5月9日就诊。

主诉：因在炮厂打工，炮药着火，浓烟高温，灼伤了气道。住院四个月，效果不显。呼吸高度困难，心慌气短。出院时医生交代，不要找中医治疗，仍求西医治疗月余，病情有增无减。

查：面色黯淡，伏案呼吸，说话即喘，行走更困难，数步一停，咳嗽易汗。痰涎壅盛，不易咯出。自诉子宫脱垂严重至阴户。脉虚数无力（心率101次/min）。舌苔黄、干燥。听诊：两肺哮鸣音及湿啰音满布。

诊断：烟熏火灼伤性咳喘病。

治疗：必医火伤、散火毒、凉润肺道。清痰瘀，补肺气。

处方：百合30g、麦冬15g、桑白皮20g、黑地榆20g、生地黄20g、辽沙参30g、黄芪20g、党参20g、女贞子30g、杏仁15g、炙紫菀10g、白芥子10g、苏子10g、葶苈子15g、炙麻黄30g、鱼腥草20g、金银花30g、白及10g、甘草10g，3剂，水煎服。

5月13日二诊：药后吐痰较多，痰质稀易咳出。余症无明显变化。

处方：辽沙参40g、黄芪30g、党参20g、麦冬10g、百合30g、桑白皮30g、女贞子30g、炙麻黄30g、杏仁15g、葶苈子20g、炙紫菀10g、白芥子15g、苏子10g、鱼腥草30g、金银花30g、白及15g、知母20g、三七粉4g（分2次冲），6剂，水煎服，日一剂。

5月22日三诊：喘轻，精神好转，两肺干湿性啰音明显减轻。脉数（心率103次/min），血压120/95 mmHg。依前方加天竺黄6 g，6剂。

5月29日四诊：听诊小水泡音，哮鸣音虽轻但仍能听到。心率90次/min，血压120/90 mmHg，脉细数。除邪务尽，此时治疗更应宣补肺气，清利痰涎。

处方：辽沙参40 g、黄芪40 g、党参30 g、炙麻黄40 g、杏仁15 g、葶苈子20 g、苏子15 g、白芥子20 g、天竺黄15 g、太子参20 g、丹参20 g、鱼腥草30 g、远志15 g、地榆15 g、白及20 g、女贞子30 g、金银花30 g、桑白皮30 g，依此方随症加减调理月余，服30剂药，呼吸音正常，胸片亦无异常。心率85次/min，血压120/70 mmHg。宫、肛脱垂亦复位。病属痊愈，一年后随访一切正常，能正常劳动。

按：本病是因受烟熏高温灼伤了气道和肺。始终防感染、清其热、润其肺、补其气、宣散痰涎，通利肺道。如此调治两月有余而愈，并无后遗症。所以重用炙麻黄者，明显的哮鸣音就说明小支气管受伤痉挛狭窄不能伸展，故以麻黄之辛散温通之功，以解气道之痉挛狭窄，有诸药之凉润，不畏其辛温；重用辽沙参者，因其能养阴润肺而不寒，补肺气化痰而不燥。二者是治气道狭窄、痰涎壅盛之咳喘病之圣药。白芥子能化膜内胶固之痰，葶苈子能涌痰外出，通利肺道亦是常用之品。咳喘病之所以长年咳喘不愈，皆是除邪不尽，亦即胶固之痰未能彻底清除。只有除邪务尽，病才能彻底治愈。

风寒束肺

范某，女，38岁，2000年1月13日初诊。

主诉：咳嗽气喘月余。呼吸费力，吸气困难，不能平卧。听诊：支气管呼吸音，脉数、弱，舌苔薄白。此症气虚，风寒束肺。治应大补肺气，温肺驱邪，开通肺气。

处方：黄芪30 g、炙麻黄20 g、杏仁15 g、辽沙参30 g、陈皮15 g、

苏子10 g、姜半夏10 g、桔梗10 g、党参20 g、茯苓20 g、细辛3 g、生甘草10 g、生姜3片、大枣6枚。6剂，水煎服。

2000年1月20日二诊：上药服后，症大减。但咳痰较多，脉缓，舌苔白。依上方加大贝10 g、白芥子10 g，6剂，水煎服。

2000年1月29日三诊：咳轻、痰少，呼吸自觉轻松。病已向愈转化。服药调理即可。

处方：黄芪30 g、辽沙参30 g、杏仁15 g、浙贝母10 g、陈皮15 g、姜半夏10 g、茯苓15 g、桔梗10 g、苏子10 g、党参20 g、甘草10 g、生姜3片、大枣6枚，6剂，水煎服。

于2000年2月告愈。

痰瘀咳喘

严某，女，52岁，农民，2004年4月4日就诊。

主诉：患气管炎5年，受风寒加重。咳嗽、喘气、痰白黏稠，量少，呼吸音粗糙，哮鸣音明显，脉缓、弱，舌红苔薄。

辨治：病达5年之久，肺气虚，兼有痰、瘀，治应补肺气、祛痰瘀。

处方：辽沙参30 g、杏仁15 g、贝母10 g、丹参20 g、全瓜蒌10 g、炙麻黄15 g、半夏10 g、桑白皮20 g、党参15 g、甘草10 g、生姜3片，6剂，水煎服。

4月10日二诊：诸症均减，咯痰较多，呼吸音亦较清晰。依方续服6剂。

4月17日三诊：自觉咳喘轻微，痰少，呼吸朗利。脉缓，舌淡红、苔薄白。听诊：呼吸音正常，已无哮鸣音，为巩固疗效，依上方减麻黄5 g、桑白皮5 g，加丹参10 g，6剂。

按：咳喘病久治不愈，必有痰、瘀阻塞，气道不利，呼吸气粗。治必补肺气、宣肺、化痰、祛瘀，如有寒邪束肺，肺道狭窄，呼吸不利有哮鸣音者，必用炙麻黄温散宣肺，使气道通利。所以用桑白皮，是牵制炙麻黄、半夏的过于温燥，重用辽沙参，既养肺阴，又补肺气。贝母、瓜蒌等以化痰瘀，以丹参通络化瘀。痰瘀散，肺气道通，咳喘病自然痊愈。

寒痰阻肺

徐某，男，60岁，2004年9月23日就诊。

主诉：咳喘年余，胸闷气短，劳累加重。遇风寒则流鼻涕，鼻塞不通。脉弦，舌淡、苔白滑。听诊：两肺哮鸣音及痰鸣音。血压150/100 mmHg。据证分析，属寒痰阻肺、肺气不宣而致胸闷气短，咳喘不愈。治以宣畅气机，温散寒痰。

处方：黄芪30 g、炙麻黄20 g、杏仁15 g、辽沙参40 g、白芥子10 g、苏子10 g、干姜10 g、党参20 g、制附片10 g、白术10 g、生山药30 g、山萸肉20 g、薏苡仁20 g、生甘草10 g、生姜1片、大枣6枚，6剂，水煎服，日一剂。

10月2日二诊：药后吐痰多，呼吸有力畅利，症失过半。血压140/90 mmHg，效不更方，依方续服6剂。

10月8日三诊：药后自觉咳喘若失。咳轻痰少，呼吸畅通。血压135/85 mmHg，为病无反复，依上方加丹参30 g、鸡内金30 g，续服3剂，以加强疗效。

10月15日四诊：药后病愈。因咳喘时久，症状难忍，患者唯恐再复发，主动要求巩固之。因而处方于下，以求增加免疫功能，以防老病重来。

处方：黄芪20 g、当归15 g、白术15 g、防风10 g、辽沙参30 g、桑白皮15 g、白芥子10 g、牛蒡子10 g、太子参15 g、熟地黄30 g、炙甘草10 g，2~3日1剂，不定时服一段时间。

按：寒痰阻肺、肺气不宣，致胸闷气短。治在温补肺气的前提下，必以宣化痰涎，通理肺道为重，使肺道畅通。

气阴虚喘息

张某，女，33 岁，2004 年 6 月 7 日初诊。

主诉：遇寒喘息 3 年不愈。气道阻塞不通，呼吸难，见风寒加重。脉缓，舌黯、苔白，呼吸音粗糙，易急躁，便干。血压 130/100 mmHg。此症系寒性喘息，因病久致气阴两虚，治应温补宣通肺气，滋补肾气之根。

处方：黄芪 30 g、辽沙参 30 g、炙麻黄 20 g、杏仁 15 g、苏子 10 g、白芥子 10 g、丹参 30 g、牛膝 30 g、肉苁蓉 30 g、熟地黄 30 g、当归 15 g、生山药 30 g、赤芍 10 g、炙甘草 10 g、生姜 6 片、大枣 6 枚，6 剂，水煎服。

6 月 14 日二诊：药后诸症大减，为防复发，依上方加黄芪 10 g、党参 15 g、白术 10 g、防风 10 g，6 剂水煎服，依方随症稍微加减服 18 剂告愈。后访无反复。

内滞外不宣

孙某，女，19 岁，2003 年 11 月 12 日初诊。

主诉：咳喘月余，两肺满布哮鸣音，呼吸困难。经多次治疗无效而求治。干性哮鸣音明显，呼吸气粗涩困难，脉浮数，舌红、苔白。证系内热郁滞，外受风寒束肺，肺气不通。治应清理大肠内热积滞，外则疏风散寒，开通肺气。

处方：炙麻黄 30 g、杏仁 10 g、苏子 10 g、白芥子 10 g、桑白皮 20 g、辽沙参 30 g、黄芪 15 g、干姜 6 g、细辛 3 g、广地龙 10 g、当归 10 g、大黄 10 g、枳实 10 g、厚朴 10 g、甘草 10 g，6 剂。

上药服完后，症状大减。不仅手阳明大肠畅通，手太阴肺之哮鸣音亦若失。依上方减大黄 4 g，加辽沙参 10 g，桑白皮 10 g，6 剂。服完，听诊呼吸音正常，病愈。为不反复，以下方调理巩固：黄芪 20 g、白术10 g、防风10 g、辽沙参30 g、炙麻黄10 g、杏仁10 g、桑白皮20 g、炙甘草10 g、生山药20 g、山萸肉10 g、百合20 g，6剂。

上呼吸道过敏

朱某，女，42岁，2003年10月20日就诊。

主诉：因鼻塞、鼻涕、鼻喉痒、咳嗽稀白痰、胸闷气怯、小腹下坠等上呼吸道过敏反应等症求诊，每年类同，已有6年之久。脉缓弱，舌淡红、苔薄白。血压110/90 mmHg。听诊：心律不齐（快慢不匀）。此证乃因气虚，气道敏而受邪，久而不愈，殃成诸多病症。治应补气虚以匡正诸不足，攘外邪以消除气道之患疾，即扶正驱邪。

处方：以黄芪30 g、人参10 g、枸杞子10 g、炙麻黄10 g、附子10 g、细辛3 g、仙灵脾10 g、徐长卿10 g、辛夷6 g、白芷10 g、菟丝子20 g、山萸肉20 g、炙甘草10 g、辽沙参30 g，6剂。

服毕，症状大减。因大便稍干，依上方加肉苁蓉20 g，大黄10 g，6剂，服后病若失。加服3剂巩固之，2年未犯病，直至2005年10月病有反复，又很快治愈。并服药以培正固本，增强免疫功能。

咳 喘 病

任某，男，9岁，于1999年6月23日初诊。

主诉：咳喘已5年。咳嗽、咯痰、呼吸困难，时轻时重，反复发作，春秋加重。多方求医，效果不显。至今已成咳喘持续状态，不能缓解。

查：形体小瘦，发育不良，力不支体，面色萎黄，咳嗽、咯痰，呼吸困难。听诊：两肺满布细支气管干、湿哮鸣音，呼长吸短。脉细数，舌暗、苔白。

诊断：咳喘病（喘息持续状态）其因为外受风寒束肺，因久治不愈，肺气已虚，痰、湿阻肺，使肺气不宣畅，气血不畅运。

治则：宣肺补气，祛痰化瘀，止咳平喘，畅和气血。

处方：黄芪 10 g、当归 8 g、炙麻黄 8 g、杏仁 6 g、细辛 1 g、桑白皮 8 g、辽沙参 10 g、防风 4 g、赤芍 8 g、川芎 6 g、熟地黄 10 g、党参 8 g、茯苓 10 g、白芥子 4 g、苏子 6 g、莱菔子 8 g、陈皮 8 g、甘草 8 g，3 剂，继服。

6 月 26 日二诊：上药无反应，效不明显，症无变化，依上方加炙麻黄 2 g、白芥子 2 g、辽沙参 5 g，3 剂，继服。

6 月 29 日三诊：上药显效。听诊：哮鸣音有所缓解，呼吸感轻松。依上方续服 3 剂。

7 月 2 日四诊：哮鸣音基本消失，听诊呼吸音正常，虽稍有咳嗽，但自觉呼吸舒畅。此时仅是症状缓解，病尚未愈。为将病彻底治愈，需要继续巩固治疗：黄芪 10 g、当归 8 g、炙麻黄 8 g、杏仁 8 g、桃仁 8 g、辽沙参 20～30 g、广地龙 15 g、鸡内金 8 g、赤芍 6 g、白芥子 6 g、苏子 6 g、桑白皮 8 g、生甘草 8 g。依此方，随症稍有加减，调至 7 月 22 日，症消，病获痊愈。

按：幼年风寒束肺，5 年不愈，已属病久症杂，肺脾气虚。痰涎阻肺。治疗用药亦错综复杂，攻补兼施，寒热并用。故用黄芪、沙参等补肺气，以增强抗病能力；以炙麻黄、细辛、防风等以宣泄久年不散之外邪（注：有无风寒不知，但要牢记，有斯症用斯药。何时支气管哮鸣音不除，炙麻黄就不除，直到病愈。炙麻黄之功能另有论述），以二陈、三子等化痰祛湿；四君健脾运化，培土生金；以四物补血、活血化瘀……总而达到邪去气复，痰消瘀散，肺道通，气血畅和之效果，病愈。后访病无反复，已上了高中。

冠 心 病

✡ 案一

郭某，女，38岁，2002年11月19日就诊。

主诉：胸闷气短8年，心电图：心肌供血不足，血压150/95 mmHg，三酰甘油4.16 mmol/L，体胖、头发木，脉弦、舌边红。诊断：高血压；冠心病。治以通经脉，活血化瘀。

处方：丹参30 g、川芎20 g、女贞子30 g、广地龙30 g、生山楂30 g、三棱10 g、莪术10 g、皂刺20 g、白蒺藜20 g、鸡内金20 g、穿山甲6 g、毛冬青40 g，5剂，水煎服。

11月24日二诊：胸闷轻了许多，血压120/80 mmHg。此结果并不觉突然，因前有更重者。依上方加川芎10 g、皂刺10 g、毛冬青20 g、广地龙10 g、葛根30 g、草决明15 g，6剂。

11月30日三诊：患者自觉症失，无不适感觉。为彻底治愈病，续服6剂，无不适，精神好，心电图正常，病愈。

✡ 案二

郭某，女，50岁，2003年4月9日初诊。

主诉：心前区疼痛月余，劳累疼甚，躁怒加重。心电图：心肌供血不足，窦性心律，肢导联低电压。脉弦细，舌两边红、苔白。血压140/90 mmHg。治以通经、调气、活血。

处方：丹参30 g、川芎20 g、女贞子30 g、毛冬青60 g、皂刺20 g、生山楂30 g、降香10 g、三棱10 g、莪术10 g、白芍30 g、全瓜蒌10 g、薤白10 g、鸡血藤30 g、灵芝20 g、白芥子10 g，3剂，水煎服，日一剂。

4月12日二诊：前药服后，症状明显减轻，随后以此方为主，随症稍微加减调理至2003年，心痛消失，心率74次/min，血压120/80 mmHg，5月18日停药病愈。2008年追访，病无反复。

✡ 案三

孙某，女，68岁，2002年12月20日初诊。

主诉：近期心慌、气短、胸闷，动则喘。心电图：①偶发室性过早搏动。②频发房性过早搏动。③心肌供血不足。脉细数，舌淡、苔白。心率115次/min，血压140/90 mmHg。据症属气虚血衰，痰湿阻膈。经脉循行不畅。治以补气血，通行经脉为主。

处方：党参20 g、白术15 g、茯苓30 g、炙甘草20 g、柏子仁30 g、丹参30 g、当归20 g、熟地黄30 g、生山药30 g、广地龙30 g、毛冬青30 g、山萸肉10 g，6剂，水煎服，日一剂。

12月26日二诊：心慌诸症明显好转，心率：90次/min。效不更方，依前方6剂。

2003年1月8日三诊：诸症均失。心率71次/min，血压150/85 mmHg。为巩固疗效，彻底治愈，继服6剂。于2003年10月24日追访，病无反复。

✡ 案四

牛某，女，35岁，2002年3月1日初诊。

主诉：胸闷、气短、心慌、头晕、失眠。心电图：下侧壁心肌供血不足。心率60次/min，脉缓而弱。此证因气虚血衰，气不帅血运行而致血郁、运行不畅的诸多症状，尤其是心血运行的诸症更为突出。治应大补气血，通行经脉。

处方：黄芪30 g、当归20 g、党参20 g、麦冬10 g、五味子10 g、丹参30 g、川芎30 g、广地龙20 g、女贞子30 g、毛冬青30 g、三棱10 g、莪术10 g、生甘草10 g，6剂，水煎服。

3月8日二诊：头晕、失眠症有好转，胸闷、气短仍然，依上方加黄芪20g、当归10g、党参10g、广地龙10g、三七粉3g（冲），减三棱10g、莪术10g，6剂。

3月16日三诊：胸闷有所缓解，依此方随症加减调治至5月4日，诸症均愈。

肺 心 病

⭐ **案一**

郭某，女62岁，2002年5月29日初诊。

主诉：咳嗽痰多，气喘、呼吸困难已10年。

查：面色黯，舌淡、苔白腻。脉如雀啄。听诊：两肺满布干、湿性啰音。心音快、慢、高低之节律不齐。血压160/80 mmHg。食少、便干、睡眠差。此乃因风邪痰涎阻塞于肺，使肺之气血不宣通，导致气血不济心阳而使心衰。再则因气道流通受阻，致肝木之气不能助心阳，以致心阳更衰。为了挽救心衰，必须首先宣肺涤痰，开通肺气之道路，使后不阻肝，前能救心。从而肺心得救。否则，对肺心病输液、强心，实践证实，效不显著。

处方：黄芪50 g、党参30 g、白术15 g、茯苓20 g、辽沙参30 g、炙麻黄20 g、杏仁15 g、白芥子10 g、川贝母10 g、葶苈子15 g、肉苁蓉30 g、熟地黄30 g、生山药30 g、山萸肉20 g、丹参30 g、川芎20 g、炙甘草20 g、生姜1片、大枣6枚，6剂，水煎服，日一剂。

6月4日二诊：诸症均有所缓解，自觉精神略有轻松。

然咯痰较多。腹胀减，饮食有增。血压140/80 mmHg。心律不齐。依上方加附子10 g、天竺黄6 g，继服6剂。

6月13日三诊：证虽有轻，但仍痰多，心律不齐。依上方加制附子5 g，6剂。

如此依上方随症稍有加减，直至12月。经过半年多的调治，病情稳定下来。已能活动，处理生活。

按：肺心病是一复杂难治之症，是因肺气肿致心阳气衰。治疗不仅求因辨证，更要"开肺气，救心阳"，肺心齐疗。连续持久，认真耐心，不能间断。否则，就会使病情有变，延误治疗时日。

✡ 案二

杨某，男，46 岁，2003 年 4 月 20 日就诊。

主诉：已病 10 年，重 4 年。现症：咳喘，劳则重，痰不多，干性啰音，呼吸音遥远。肋宽，桶状胸，杵状指，脉浮大、弱，舌黯淡白浮。证属慢性支气管炎－肺气肿，根据心率 60 次/min，虽已受累，心脏尚未衰减。治咳喘还应极力顾护心衰。

处方：炙麻黄 15 g、杏仁 10 g、苏子 10 g、白芥子 10 g、桑白皮 20 g、辽沙参 30 g、徐长卿 10 g、人参 20 g、五味子 15 g、麦冬 10 g、山萸肉 30 g、生山药 30 g、熟地黄 30 g、炒莱菔子 20 g、附子 10 g、炙甘草 20 g、生姜 1 块、大枣 6 枚。依方据症稍有加减，服到 5 月 20 日约 30 剂，症消病愈。

高血压性心脏病

孙某，女，70岁，2002年4月4日就诊。

主诉：心慌、气短、胸闷微痛，头晕、失眠。脉弦细数，舌红、苔白；血压170/100 mmHg，心率114次/min；听诊：左肺底湿性啰音。双下肢、踝微肿，尿检：蛋白（±）。

据症分析，其病机应是：①阴虚阳亢，肝风内动致头晕失眠之高血压症。②肝肾阴血两虚，血不养心致心慌、气短、胸闷不舒之胸痹。③复因尿路感染引起尿急、尿痛、下肢及踝肿。

治疗：首补肝肾之阴血，一则回亢盛之阳，再则补血通脉以养心，更加清利尿路之品以清湿邪。

处方：当归15 g、熟地黄30 g、白芍20 g、知母15 g、山萸肉15 g、生山药30 g、玄参20 g、桑寄生30 g、怀牛膝20 g、夏枯草20 g、鳖甲20 g、丹参20 g、地龙15 g、金银花20 g、白茅根30 g，6剂，水煎服，日一剂。

4月11日二诊：药后自觉神清气爽，尿频、痛轻多。脉弦细，血压150/90 mmHg，心率87次/min。

如此随症稍有加减，调治至6月，头晕、心慌、气短等诸症消失。血压稳定在（150~160）/90 mmHg，心率：80次/min。临床治愈。

高血压病

⭐ **案一**

李某，女，38 岁，2003 年 4 月 11 日就诊。

主诉：不定时心律失常，头晕，两上肢发麻。

查：心电图示心律不齐，未发现心血管病变。三酰甘油 2.38 mmol/L，血压 130/100 mmHg，据症分析，诸症皆由高血压、高血脂所致，治以通经活络化瘀为主。

处方：丹参 30 g、川芎 20 g、生山楂 30 g、草决明 15 g、女贞子 30 g、毛冬青 40 g、广地龙 30 g、鸡血藤 30 g、怀牛膝 30 g、鸡内金 30 g、葛根 30 g、远志 15 g、柏子仁 20 g、炙甘草 15 g，服 6 剂自觉症轻。血压 120/80 mmHg，心率 80 次/min。依上方加远志 5 g、柏子仁 10 g、炙甘草 5 g，继服 6 剂，血压稳定在 120/80 mmHg，心率 76 次/min。头晕，肢麻失，病愈。为不反复，依方续服 6 剂巩固之。

⭐ **案二**

王某，男，64 岁，2002 年 2 月 9 日初诊。

主诉：左上下肢无力，上肢痛，下肢麻，语言謇涩，脉弦硬，舌红、苔薄黄。血压 160/110 mmHg。此属阴虚肝阳亢。治应滋阴抑阳，通经活脉。

处方：夏枯草 30 g、怀牛膝 30 g、鸡血藤 30 g、丹参 30 g、川芎 20 g、葛根 30 g、广地龙 20 g、蜈蚣 2 条、熟地黄 30 g、玄参 30 g、补骨脂 10 g、三棱 10 g、莪术 10 g、木香 10 g、香附 15 g、白芍 20 g、当归 20 g，8 剂，水煎服，1~2 日一剂。

2月20日二诊：自觉症有减轻，血压120/80 mmHg，效不更方，依前方8剂。

3月16日三诊：诸症状均失。语言、肢体正常。血压120/80 mmHg，效不更方，依方8剂，3～4日一剂，以作巩固。

✦ 案三

秦某，女，32岁，2000年3月23日就诊。

主诉：头晕、耳鸣、腰困、白带多。脉数而弱，舌淡红。血压150/100 mmHg。诸症均与肾虚阳亢有关，滋肾阴平肝是治疗本病的关键。

处方：当归15 g、白芍15 g、生地黄30 g、熟地黄30 g、生代赭石粉20 g、怀牛膝20 g、山萸肉15 g、女贞子20 g、夏枯草20 g、杜仲（炒）15 g、丹参20 g、甘草10 g，6剂。

3月30日二诊：血压140/90 mmHg。

以上方随症稍加变化，服至4月26日，血压稳定在140/85 mmHg，以后2～3日一剂，直至7月14日，血压稳定在120/75 mmHg。诸症状均失，临床治愈。

✦ 案四

王某，男，63岁，2002年3月1日初诊。

主诉：高血压病头痛，血压210/60 mmHg（陈旧性心肌梗死，动脉硬化症）。脉弦硬，舌胖色黯。证属高血压性心脏病（阴虚阳亢型，气虚血瘀型）。治应滋阴潜阳，补气通脉化瘀。

处方：生地黄20 g、熟地黄30 g、黄精20 g、女贞子30 g、生山药30 g、玄参15 g、牡丹皮10 g、丹参30 g、白芍20 g、怀牛膝20 g、广地龙20 g、天麻10 g、钩藤15 g、石决明20 g，3剂，水煎服，日一剂。

3月3日二诊：药无不良反应，血压185/60 mmHg，依前方3剂，继服。

3月6日三诊：血压165/60 mmHg，无不适反应。依上方加熟地黄

10 g、黄精 10 g、白芍 10 g，3 剂。

3 月 9 日四诊：血压 150/55 mmHg。主动脉杂音几乎听不出，如此依方随症加减调理，2～3 日一剂，中间加服六味地黄丸至 4 月间，血压稳定，在（140～160）／（55～60）mmHg。心脏杂音听不出。后访症情稳定，无反复。

泌尿系统疾病

肾小球肾炎

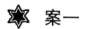 **案一**

段某，男，22 岁，2007 年 10 月 10 日初诊。

主诉： 鼻中隔弯曲术后，自觉腰酸困，尿不利，量少。时有滑精，尿白。于 2007 年 7 月 10 日尿检：尿蛋白（＋＋）。血压 120/90 mmHg。经服西药治疗，症状未减。面色苍黄，脉弱，舌淡红、苔白薄。

辨证： 术后损伤，复受感染，又因房劳耗伤肾气，肾元不固，治应清解毒邪，补肾涩精。

处方： 金银花 30 g、连翘 20 g、黄芪 30 g、生山药 30 g、熟地黄 30 g、山萸肉 30 g、地龙 15 g、金钱草 20 g、益母草 15 g、海金沙 10 g（另包）、白茅根 30 g、生甘草 10 g，18 剂，水煎服。

2007 年 11 月 9 日二诊：腰酸困已愈，尿蛋白（－），尿路轻微不适。应补肾益精，清利尿道。黄芪 30 g、熟地黄 30 g、山萸肉 30 g、生山药 30 g、广地龙 20 g、蝉蜕 10 g、益母草 15 g、桑螵蛸 10 g、芡实 10 g、金钱草 30 g、海金沙 10 g、白茅根 30 g、石韦 10 g，6 剂，水煎服。

2007 年 11 月 20 日，三诊：诸症失，尿无感觉不适，尿蛋白（－），以六味地黄丸善后。

按： 中医对肾病（隐匿型肾小球肾炎）的认识是由于外受邪毒之侵，内伤脾肾，肾气化无权封藏不固而致蛋白尿；脾不运津，水湿潴留而成水肿。治疗首应清解毒邪，使脾肾不受伤害。健脾运化以消水肿；补肾固泄以消蛋白尿。兼以清利尿路湿热，病自痊愈。

✡ 案二

郭某，男，7岁，2002年3月11日初诊。

主诉：（代诉）眼睑浮肿，夜盗汗。尿检：尿蛋白（＋＋）已有半年。根据初病之因，已诊断为"肾小球性肾炎"，乃因链球菌等引起的自身免疫性反应而导致的肾小球混浊肿胀的病变。治疗本病，在起病初期应消除原发病灶，同时对症治疗。

处方：黄芪10g、金银花10g、白术6g、益母草10g、薏苡仁15g、杏仁6g、萹蓄6g、瞿麦6g、蝉蜕10g、生甘草6g、僵蚕10g，3剂，水煎服。

3月14日二诊：上药服无变化。依上方加连翘6g、杜仲6g、牡蛎10g，3剂。

3月17日三诊：已不盗汗，尿检无异常，依上方加山药10g、山萸肉10g、枸杞子10g、鸡内金10g。服至4月尿检一直无异常，病愈。至4月底复查仍正常。

肾盂肾炎

王某，女，34岁，1998年11月28日初诊。

主诉：肢肿已2年多。经前医检查尿蛋白（＋），尿白细胞（±），下肢浮肿，确诊为慢性肾炎（肾盂肾炎），即中医学中的"肾虚水泛"所引起的水肿。治疗就应补肾健脾、消炎、利尿为治法。

处方：白术20g、茯苓20g、生山药20g、菟丝子20g、薏苡仁30g、金银花30g、连翘15g、地丁15g、萹蓄20g、瞿麦20g、海金沙10g（另包）、车前子20g（另包）、生姜3片、大枣6枚，6剂，水煎服。

12月7日二诊：上药症减，尿蛋白消失，依前方加白术10g、生山药10g、牡蛎20g，6剂，水煎服。

12月18日三诊：症无变化。白细胞仍不减失。依上方加黄芪

30 g、金银花 20 g、白术 10 g、生山药 10 g、白花蛇舌草 20 g，连服 12 剂，诸症均失，尿检正常，临床治愈。为防反复，依上方稍加变化，续服 6 ~ 12 剂，巩固疗效。

按： 慢性肾炎，从现代分为以下 2 种。①肾小球性肾炎，系自身免疫致变态反应性疾病所引起的混浊肿胀病变。对其治疗，只能消除对抗自身免疫。②肾盂肾炎，是病原菌对肾盂、肾盏、肾小管的直接损伤。本案例即属于此。故在治疗上就直用金银花、连翘、地丁、白花蛇舌草等清热消毒药直消病原体；以萹蓄、瞿麦、海金沙等清利尿路，以消潴留之湿邪；以黄芪、白术、茯苓、生山药、菟丝子等补肾健脾，培正固本，增添正气，消毒利湿。故能将二年余之病在月余内治愈。

膀　胱　炎

孙某，男，40 岁，2004 年 2 月 21 日初诊。

主诉： 阑尾术后，小腹坠胀。尿频、尿急、尿痛、尿无力。伴腹瘙痒半月。脉缓而弱，舌红、苔薄，体小。据症系阴虚燥热有瘀引起的膀胱炎。治以滋阴、清热、化瘀、通利膀胱尿道。

处方： 当归 15 g、生地黄 20 g、熟地黄 20 g、赤芍 10 g、红花 10 g、桃仁 10 g、土鳖虫 10 g、川大黄 10 g、白茅根 30 g、海金沙 10 g、橘子核 10 g、荔枝核 10 g、金银花 30 g、地龙 15 g、生甘草 10 g，6 剂水煎服，日一剂。

2 月 27 日二诊：诸症均减轻。唯独小腹坠胀不减。大便干结不利。依方加枳实 10 g、厚朴 10 g、玄参 20 g、陈皮 20 g、炒莱菔子 30 g，6 剂，水煎服，告愈，并无反复。

尿　道　炎

翟某，女，31 岁，2000 年 5 月 27 日就诊。

主诉：尿频、尿痛，双下肢浮肿 3 周。尿检：上皮细胞脓球少许。此系尿路感染湿热毒邪。以清湿热，消毒邪为治法。

处方：金银花 50 g、连翘 20 g、蒲公英 20 g、地丁 20 g、海金沙 10 g、白茅根 30 g、萹蓄 15 g、瞿麦 15 g、猪苓 15 g、泽泻 15 g、薏苡仁 30 g、茯苓 30 g、山药 30 g、广地龙 30 g，3 剂，水煎服。

5 月 30 日二诊：肿消，症轻，依前方去萹蓄、瞿麦 6 剂，药后病愈，继以 3 剂巩固善后。

尿　血

✡ 案一

张某，女，69 岁，2003 年 4 月 6 日就诊。尿血 2 年，现症腿困水肿，高血压，心慌。劳则气短。尿检：蛋白（＋），潜血（＋＋＋），白细胞（＋），pH 值 5.5。诊为慢性肾炎，从症状看为尿血，治应二者兼顾。

处方：金银花 20 g、连翘 20 g、萹蓄 20 g、瞿麦 20 g、白茅根 20 g、猪苓 20 g、泽泻 20 g、黄芪 20 g、龙骨 20 g、牡蛎 20 g、牡丹皮 10 g、生地黄 15 g、益母草 15 g、山萸肉 10 g、三七粉 3 g（冲服），服 8 剂后尿色正常，继服 10 剂，尿检正常、肿消大部。再服 10 剂，以巩固疗效。

✡ 案二

李某，男，40 岁，2002 年 10 月 1 日就诊。

主诉：血尿。尿检：潜血（＋＋＋＋），肉眼血尿，腰左侧疼痛。尿蛋白（±），余均（－）。脉虚浮，舌淡、苔薄白。分析之，系肾阴虚，肝火旺，脾失统摄所致。以补肝肾之阴，健脾统血。

处方：生地黄 20 g、熟地黄 30 g、山萸肉 20 g、黑地榆 15 g、水牛角片 10 g、白茅根 30 g、土白术 15 g、生山药 30 g、小蓟 20 g、旱莲草 10 g、牡丹皮 10 g、龙骨 20 g、三七粉 3 g（另包冲服），连服 6 剂，眼不见血，潜血：（＋），又服 6 剂，一切正常，病愈。

生殖系统疾病

早　泄

杨某，男，30岁，2002年1月26日初诊。

主诉： 早泄年余。举而不坚，欲而不奋，触而滑泄。脉沉弱，舌淡、苔白。多因烦劳多思，房劳过度，以致心火盛，肾阴虚，心肾不交则心烦、多梦、失眠、心悸、怔忡、滑精等症作矣。治应清心寡欲，安神补肾，涩精固泄。

处方： 生山药30 g、山萸肉30 g、熟地黄30 g、栀子10 g、黄连6 g、龙骨20 g、牡蛎20 g、菟丝子30 g、五味子10 g、远志10 g、柏子仁20 g、炙甘草20 g，6剂，水煎服，日一剂。

2月4日二诊：药后自觉心烦失眠都好转，白天亦感有精神。依方加仙灵脾15 g，6剂。

2月12日三诊：诸症继续好转，亦无不良反应，如此依方随症稍加变动，调治至3月12日诸症均愈。以肾气丸善后。

前列腺炎

杨某，男，30岁，小便不尽，尿急尿痛，尿后仍有尿意。经查系尿道炎、前列腺炎，此乃湿热之毒，清利湿热是其正治法。

处方： 白茅根30 g、石韦30 g、金钱草30 g、海金沙15 g、竹叶20 g、荔枝核20 g、橘子核20 g、刘寄奴15 g、金银花30 g、地丁20 g、小茴10 g、生姜1片、大枣6枚，6剂服后诸症消失。又服6剂病愈。

睾 丸 炎

韩某，男，28岁，濮阳人，2008年1月10日初诊。

主诉： 睾丸胀痛，小便不利、灼痛，大便干，已有月余，服西药治疗，症状虽有减轻，但久治不愈，近期加重。B超示：前列腺炎、尿道炎、睾丸炎。触诊睾丸胀痛、皮色稍红肿，脉弦而有力。

辨证： 湿热瘀于下焦，使尿路不畅，精道瘀塞，治应清解湿热，通利二便，清理精道。

处方： 金银花30 g、黄柏10 g、川大黄10 g、石韦10 g、白茅根30 g、滑石10 g、海金沙10 g、金钱草30 g、赤芍10 g、橘核10 g、荔枝核10 g、玄参15 g、生甘草10 g，10剂，水煎服，日一剂。

2008年1月25日二诊：药后症状大减，唯睾丸仍胀痛，依上方减川大黄，加橘核10 g、荔枝核10 g，10剂。

2008年2月5日三诊：症状全失，病痊愈。

按： 下焦湿热瘀阻，使尿路、精道瘀塞不通利，而致尿痛、睾丸肿大。治疗不仅是清利湿热，更要通利尿路与精道，使其畅通。橘核、荔枝核、海金沙治此则有奇功。其清利之功效，可从尿液混浊及效果看出，是治疗本案病症不可少之品。

宫 体 炎

王某，女，35岁，2000年9月26日就诊。

主诉： 小腹下坠，痛年余。B超、血常规示宫体炎。脉弱，舌淡。应属气虚宫陷，下焦湿热困扰。治以升补气血，清利湿热。

处方： 黄芪50 g、党参30 g、当归30 g、柴胡10 g、升麻6 g、黄柏10 g、白术20 g、薏苡仁30 g、益母草20 g、金银花20 g、熟地黄30 g、丹参20 g、炙甘草15 g，6剂，水煎服。

10月2日二诊：坠痛稍轻，别无变化，依方加元胡10 g、红花

6 g，6 剂。据方依症加减调理至 10 月 23 日，痛失坠微，精神好转。以补中益气丸、知柏地黄丸，巩固治愈。

白　带

赵某，女，43 岁，2000 年 6 月 17 日就诊。

主诉：腰腿发困，下肢浮肿，白带多。面色苍白，脉弱、舌胖。血压 95/70 mmHg。心音：收缩期杂音。

辨证：此是中气不足，脾虚湿困。治应补中益气，健脾燥湿。

处方：黄芪 60 g、人参 30 g、白术 20 g、茯苓 30 g、生山药 30 g、薏苡仁 30 g、猪苓 30 g、泽泻 15 g、桑寄生 30 g、菟丝子 30 g、桑螵蛸 20 g、当归 20 g、首乌 30 g、熟地黄 30 g、炙甘草 15 g、生姜 30 g、大枣 10 枚，3 剂，水煎服。

6 月 22 日二诊：药无反应，症无变化。依前方 6 剂。

6 月 29 日三诊：病有转机。白带少，肿轻。血压 110/80 mmHg，依前方加升麻 5 g、柴胡 10 g，6 剂。

7 月 11 日四诊：肿消，白带无，血压 110/80 mmHg。依方继服 6 剂病愈。以补中益气丸、归脾丸各 1 粒，日 2 次巩固之。

带　症

常某，女，47 岁，2001 年 4 月 23 日就诊。

主诉：小腹坠痛，阴痒有带，色黄有味。此乃气虚、受邪、湿热殃疾，出现腹痛、带下、阴痒等症。以补气固肾，清利湿热为其正治。

处方：黄芪 60 g、生山药 30 g、薏苡仁 30 g、黄柏 15 g、茯苓 30 g、蒲公英 20 g、地丁 20 g、益母草 30 g、苦参 20 g、白鲜皮 30 g、蛇床子 15 g、牡蛎粉 30 g、芡实 20 g、生甘草 10 g，6 剂。

5 月 1 日二诊：症失大半，依方再服 6 剂愈。

外洗用：白鲜皮 30 g、苦参 30 g、白蒺藜 30 g、地肤子 30 g、蛇床子 30 g、徐长卿 15 g、花椒 10 g，1 剂，水煎外洗下部，愈。

产后受风

原某，女，35 岁，2004 年 8 月 26 日就诊。

主诉：头晕、肢困无力 1 年。

病因：由于产后失血过多，加之乘阴纳凉，复受风邪，致使头晕、肢困。多方调治，至今未愈。脉沉弱，舌淡、苔白。血压 115/70 mmHg。

治疗：产后气血虚，复受外邪。攻之伤正，补之滞邪，应在补的基础上少加驱邪之品，以求缓图，使气血足而邪自去。

处方：黄芪 20 g、党参 20 g、当归 20 g、川芎 10 g、熟地黄 20 g、白芍 10 g、生山药 20 g、山萸肉 15 g、白术 10 g、防风 10 g、桂枝 6 g、威灵仙 10 g、甘草 10 g、生姜 3 片、枣 6 枚，6 剂，水煎服。

9 月 6 日二诊，上药服完症状大减，亦无不良反应。因体虚病久，依方再服 6 剂，病愈。

痛经（子宫内膜异位症）

周某，女，33 岁，2007 年 3 月 24 日初诊，加拿大华侨。

主诉：月经初潮，痛经至今。

症状：每月行经前一天，腹痛难忍。最痛时间约两小时，四肢厥逆。非吃止痛片则不能忍受，甚而恶心欲呕。经量经期正常，颜色暗红，伴有直立性头晕。

查：脉细弱，舌淡红、苔薄白。血压 100/75 mmHg。

诊断：痛经——气虚血亏；子宫内膜异位症。

处方：黄芪 30 g、当归 10 g、白芍 20 g、熟地黄 20 g、蒸首乌 20 g、党参 15 g、川芎 10 g、元胡 10 g、枸杞子 10 g、紫河车 15 g、鸡内金 20 g、生山药 20 g、益母草 15 g、生甘草 15 g、香附 10 g、郁金 10 g、川楝子 10 g，6 剂，水煎服，经前服完。

2007年4月7日二诊：上药服后，于3月30日行经，较前痛减，可以忍受。但仍服止痛片。脉舌同前。

处方：

（1）黄芪30 g、当归20 g、赤芍15 g、熟地黄30 g、蒸首乌20 g、紫河车15 g、菟丝子20 g、川芎20 g、鸡内金30 g、枸杞子15 g、山萸肉15 g、五灵脂6 g、蒲黄6 g（包煎）、三七粉3 g（分冲）、生麦芽30 g、生甘草10 g，6剂，水煎服，经前服完。

（2）黄芪30 g、当归15 g、熟地黄30 g、蒸首乌20 g、枸杞子20 g、生山药30 g、山萸肉20 g、党参15 g、炙甘草10 g，6剂，经后服。

5月16日三诊：上药服后，5月26日经行，基本不痛，未服止痛片。脉缓，舌红。血压100/80 mmHg。

处方：

（1）黄芪30 g、当归20 g、熟地黄30 g、山萸肉20 g、生山药30 g、紫河车15 g、五灵脂6 g、蒲黄6 g（包煎）、三七粉3 g（冲服）、血竭末3 g（冲服）、熟首乌15 g、枸杞子10 g、鸡内金30 g、生甘草10 g，6剂，经前服。

（2）黄芪30 g、党参20 g、熟地黄30 g、当归20 g、生山药30 g、枸杞子15 g、山萸肉20 g、鸡内金30 g、炙甘草10 g，6剂，经后服。

6月9日四诊：经行不痛，无任何感觉，精神爽快，面色红润，舌红、苔白，血压105/75 mmHg，病已痊愈。依方再服1次，以作巩固，永不再犯。

腰背疼痛

⭐ **案一**

毛某，女，45 岁，温哥华侨民，2007 年 2 月 13 日就诊。

主诉：汗多。体痛、眼干、打嗝、腹胀。

症：动则易汗，汗则项强，背痛腰酸、眼干、眠差。

查：脉弱，舌干、苔薄微黄。

诊断：阴虚气衰，阴不敛阳，气不固表，致阴阳不调、营卫不和、汗出当风、体痛呕逆。

治则：补气固表，养阴和阳，调和营卫，以使汗止痛除。

处方：黄芪 20 g、白术 10 g、当归 10 g、生山药 20 g、熟地黄 20 g、山萸肉 10 g、桂枝 5 g、白芍 10 g、葛根 20 g、川续断 10 g、防风 10 g、枳实 10 g、生麦芽 20 g、生甘草 6 g、生姜 3 片、大枣 6 枚，6 剂。

2007 年 2 月 16 日二诊：患者服药 3 剂，自觉身胀，腕膝胀痛。怀疑药不对症，意想退药不服。此一举动，对我来说，是有生以来最难为情的一次。但医者就是患者的服务员，应慎重分析是药不对症，还是方不合法，使治疗有误。考虑再三，此一反应，绝非药方有误，而是气复阴充，津不外泄引起的身胀反应，是向愈的好现象。劝其但服无妨，患者听后，亦通情达理地将药拿回继服。

2007 年 2 月 21 日三诊：身胀感消失，汗亦少了，腰背酸痛大减。主动要求继服。据症加茯苓 15 g，3 剂，上药服后，痛失，汗止，食、眠正常，病愈，并以感激之情道谢、道歉、赔礼。

按：气阴虚是本案的主要病机。阴阳不协调，气虚不固表，汗出当风，导致腰酸、背痛等症。补气固表，调和营卫，强腰固肾是正治法。身胀是气复、表固、津充之象。如不与患者沟通调和，将病治愈，会给患者在思想上遗留疑虑看法；在身体上遗留病痛，对医者亦会留下懊悔。故医者对患者要做到热情、耐心、真诚地服务，才算是一个合格的医生。

✦ 案二

刘某，男，39 岁，工人，2008 年 4 月 28 日初诊。

主诉：腰背酸痛已 20 日，四肢困倦乏力。左手食指胀痛，精神不振，小便频数，大便 3 次/日，脉沉迟，舌淡、苔滑白。

辨证：据脉症分析，房事内伤，外受寒湿之邪，损伤脾肾之阳气，治以温肾健脾，祛寒湿（培元驱邪，益气温经）。

处方：黄芪 30 g、桂枝 10 g、白术 10 g、制附子 10 g、薏苡仁 30 g、防风 10 g、狗脊 30 g、羌活 10 g、独活 10 g、威灵仙 20 g、生姜 6 片、大枣 6 枚，6 剂。

二诊：5 月 5 日上药服后，诸症减轻若失。依上方加菟丝子 20 g、桑寄生 30 g，3 剂，巩固疗效。

按：腰乃肾之府，房事后受邪，最易引起腰背疼痛，乏困无力，小便频数；湿困脾土，四肢乏困，大便泄泻。黄芪、桂枝、附子、薏苡仁、白术，温脾肾之阳，祛逐寒邪，又补气健脾化湿，利小便实大便。其别诸药祛外邪，狗脊更有强脊固肾之功。

2008 年 10 月 13 日就诊，上病已愈，近日感觉食管干涩，咽物不利，背部不适，胃脘部沉痛，胀闷不舒，打嗝，胃灼热，大便干，脉沉细，舌红、苔少。胃镜示：食管炎；充血性胃炎。

辨证：胃阴津亏虚，肝胃不和，胃气不降，治疗以疏肝和胃，养阴降逆。

处方：黄精 15 g、肉苁蓉 20 g、玄参 30 g、莲子 10 g、百合 10 g、煅瓦楞子 20 g、海螵蛸 20 g、枳实 10 g、厚朴 10 g、代赭石末 20 g、炒莱菔子 30 g、炒麦芽 30 g、陈皮 15 g，6 剂。

二诊：2008 年 10 月 20 日，上药症减，大便仍干，腹胀，治以养阴、润便、降逆，依上方加黄精 15 g、肉苁蓉 10 g、百合 20 g，10 剂。

三诊：2008 年 11 月 13 日，上药服后，唯大便稍干，余症均失，仍以上方 6 剂，巩固收功。

按： 中焦之生理功能，胆胃共降消磨水谷，肝脾同升运化水谷精微。如若受寒湿热毒之侵，或肝气郁结，木不疏土，或大肠干涩不畅通等，都会导致升降失常，中焦壅滞，酝酿成疾。胃以通为用，以降为顺，通降失常就是胃病的主要病因。治胃病要时时注意胃气的通降，则显效甚速。否则，大肠不通，肝郁不疏，胃气不降，甚而上逆呕恶（呃）。纵然对症止痛、制酸、保护胃黏膜等治法，亦会显效不著（幽门螺杆菌病除外），因为中医的理论是整体观，脏腑之间既有生理上的有机联系和制约，又有病理上的相互制约和牵连，亦即"亢害承制"的理论。遵循"胃"以下降为顺，以通为用的理论指导临床治疗胃病，愈病多矣！20 年老胃病亦告治愈。

胸　痛

罗某，女，36 岁，2000 年 6 月 24 日就诊。

主诉： 胸闷、气短、时有刺痛。心电图、血脂都在正常范围。脉沉涩，舌红、苔少。血压 120/90 mmHg，据症析因，属气结于上，气痹作痛，未及血瘀。治宜开胸理气为主，兼以化瘀，辅以通经活络。

处方： 瓜蒌 20 g、香附 10 g、三棱 10 g、莪术 10 g、丹参 20 g、川芎 20 g、女贞子 30 g、广地龙 20 g、生山楂 20 g，3 剂，水煎服，日一剂。

6 月 27 日二诊：症减若无。续服 3 剂愈。

胁 痛

贺某，男，43 岁，2001 年 6 月 11 日就诊。

主诉：右胁痛半年。B 超示胆囊炎、结石，肝大，有弥漫性损伤。清蛋白球蛋白比值 3:1，大便溏、脉迟、舌淡、苔白，据病情，治应清胆之壅滞，疏肝之肿大。

处方：柴胡 15 g、香附 15 g、郁金 15 g、丹参 30 g、白芍 30 g、白术 20 g、茯苓 20 g、元胡 10 g、鸡内金 30 g、金钱草 20 g、海金沙 20 g、车前子 20 g、甘草 15 g，6 剂，日一剂。

6 月 17 日二诊：症无变化，依前方加薏苡仁 20 g、山药 20 g，6 剂。

6 月 23 日三诊：胁痛有所缓解。大便仍 4～5 次/日，依 17 日方加附子 10 g、三七粉 2 g、灵芝 10 g，6 剂。

6 月 29 日四诊：胁痛失，大便 2 次/日，如此依症加减调治至 8 月 27 日病痊愈。

胸 满 闷

杨某，女，19岁，2002年7月24日就诊。胸闷不舒善太息，长出气，身无力。脉缓弱，血压 100/80 mmHg，此乃心肺气虚，肺气不宣，心气不养。治应补心肺之气虚。遂投以补中益气汤加减。

处方：黄芪 20 g、党参 20 g、当归 20 g、麦冬 10 g、五味子 10 g、升麻 10 g、柴胡 10 g、九节菖蒲 10 g、炙甘草 10 g，6 剂，水煎服。

7月30日二诊：胸闷、叹息均轻。脉缓，血压 105/70 mmHg。心率 80 次/min。依方加山萸肉 15 g，6 剂。

8月8日三诊：上述诸症荡然无存，自觉有力，病愈。仅以补中益气丸 1 盒巩固之。

胸 痹

李某，男，46 岁，2002 年 3 月 25 日就诊。

主诉：心慌，胸满闷痛。医院诊断"右束支完全性传导阻滞"。查：脉沉迟，舌淡黯、苔白滑，心率 48 次／min。据脉舌，其病机为阴邪积胸，胸阳失宣，气虚痰凝，气机闭阻，脉络不通的"阴盛阳亏""气虚血衰"的病症。治应温阳益气，祛寒豁痰，活血通脉。以达阳气充盛，脉络通行。

处方：黄芪 40 g、桂枝 15 g、当归 20 g、白芍 20 g、川芎 15 g、全瓜蒌 20 g、薤白 15 g、制半夏 15 g、九节菖蒲 10 g、党参 20 g、麦冬 10 g、五味子 10 g、炙甘草 10 g、丹参 20 g、生姜 3 片，煎好后一次加白酒 20 mL，6 剂。

3 月 31 日二诊：药后无不良反应，自觉胸部有些轻松，脉沉迟，心率 51 次／min，依前方加党参 10 g、薤白 10 g、丹参 10 g，12 剂，连续服至 4 月 13 日，症状大有减轻，胸闷痛症状几乎消失。脉率 60 次／min，随症稍有加减调治至 5 月，症失、病愈。

脏 躁 症

樊某，女，20 岁，2008 年 4 月 1 日初诊。

主诉： 精神失常，因学习不理想，压力大，事不顺心，引起心烦意乱，躁扰不安，易激动，甚而摔东西，打骂人，不能自控。已患病 4 个月，发作数次。现住精神病院 40 日，诊为"癔躁病"，服维思通、丙戊酸等效果不明显。因此求治。当时症状仍有自言自语，语无伦次等。面色红润，眼有血丝，舌红、苔黄腻，口苦，脉弦数。此乃肝气郁结，心火炽盛，上扰神明，躁乱不安。治应疏肝解郁，清降心火，并从心理方面开导，畅其心，明其志，指迷津，认清前途。

处方： 柴胡 15 g、当归 20 g、白芍 20 g、黄连 3 g、郁金 10 g、香附 10 g、三棱 10 g、莪术 10 g、生石膏 30 g、生地黄 20 g、牡丹皮 10 g、龙胆草 10 g、龙齿 15 g、栀子 10 g、甘草 10 g，6 剂，水煎服。

4 月 6 日二诊：头脑已清醒，言谈正常，情绪稳定，并能正确地表达感谢之情。由于数月折磨，仍有头紧不适。身上出现斑丘状瘙疹，手心发热。一则巩固疗效，再则通血脉，疏散风邪。

处方： 柴胡 10 g、郁金 10 g、香附 10 g、远志 10 g、石菖蒲 10 g、生地黄 20 g、牡丹皮 10 g、水牛角片 15 g、紫草 10 g、白僵蚕 10 g、白鲜皮 20 g、白蒺藜 20 g、葛根 20 g、苦参 10 g、甘草 6 g，6~10 剂。

外洗方： 蛇床子 100 g、黄柏 30 g、白花蛇舌草 100 g、苦参 30 g、蚤休 20 g，2 剂，水煎外洗，3 日 1 剂。

2008 年 4 月 27 日赴新乡感谢，已如常人，病愈。

按： "脏躁"即"癔症"。因事不如愿，精神过度紧张集中。思则气结，怒则伤肝气逆，心火炽盛，扰乱神明。胡言乱语，哭笑无常。以逍遥散、龙胆泻肝汤加减治疗，以达疏肝郁、清心火、降逆气之效应，使患者心畅、气和、神安。仅旬余病即痊愈。

失　眠

董某，女，72 岁，工人，2008 年 7 月 23 日就诊。

主诉： 失眠多年，近期加重，睡眠时间很短。心烦不安，性情急躁，兴奋向上，手足发热，口苦，入夜尤甚。曾患高血压，（145～180）／（70～90）mmHg。脉弦数有力，舌红、苔白、二便正常。

辨证： 肝火上攻，血热扰心，治以凉血清热，清心安神，平冲降逆。

方药： 龙胆草 10 g、生地黄 20 g、黄芩 10 g、栀子 10 g、丹参 20 g、葛根 20 g、夏枯草 15 g、怀牛膝 20 g、远志 10 g、炒枣仁 20 g，6 剂。

11 月 4 日二诊：上药服后，失眠已愈，睡如常人。近日由于血压高（180/70 mmHg），睡眠又不好。心烦、手足心热。脉弦数，苔黄。仍属心、肝火盛，治以平肝、凉血、清心火。

处方： 生地黄 30 g、黄芩 10 g、栀子 20 g、夏枯草 30 g、怀牛膝 30 g、石决明 20 g、丹参 30 g、川芎 15 g、柏子仁 20 g、夜交藤 30 g、黄连 2 g、生甘草 6 g，6 剂，药后相告失眠已愈，血压亦较稳定。

按： 肝主筋、主怒。肝火盛，则急躁易怒；"筋"挛缩则血逆上扰。心主神明，血热、心火盛，则上扰神明，导致心烦意乱不安、眠无安时，故治疗本案失眠，不仅要泻肝火平肝降逆，更要凉血清心火以安神明，心肝火平则眠自安，失眠能很快治愈。否则，不治心肝之火，只是镇静，失眠亦无愈时，这就是中医之辨证求"本"，对"因"治疗的辨证观与整体观的一点体现。

魇 睡 症

✪ 案一

冯某，男，43岁，农民，1998年11月25日就诊。

主诉： 睡着后好像有人压在身上，欲唤无声，欲动不得。似醒非醒，似知非知，疑有鬼神。已有年余，近期加重。疗效不显著。据症分析，应属于阴阳不协调，寤寐交融不醒，自主神经拮抗的状态。治应调节阴阳，安神定志。

处方：

（1）葛根20g、熟地黄20g、石菖蒲10g、远志10g、桂枝6g、丹参30g、炒枣仁30g，3剂。

（2）针刺：百会、人中、大椎、陶道、内关（双），如此重复治疗两次而愈，永无再犯病。

✪ 案二

芦某，女，19岁，学生，1995年5月4日就诊。

主诉： 魇睡，右颞部微疼并眼花、酸。别无不适，脉舌正常，针刺：大椎、陶道、风池（双）。

处方： 白芷10g、川芎10g、蔓荆子10g、白芍10g、石决明10g、生甘草6g，3剂，一次病愈。

大气下陷

✹ 案一

赵某，女，38 岁，2003 年 11 月 28 日就诊。

主诉： 身无力，气短不够用，胸沉闷。脉沉迟，舌淡红黯，白带多，大便溏。嗜睡乏力。血压 105/70 mmHg。

诊断： 气虚下陷，血不养心。治以气血双补。

处方： 黄芪 30 g、当归 20 g、白术 10 g、茯苓 15 g、人参 15 g、熟地黄 15 g、生山药 20 g、山萸肉 10 g、枸杞子 10 g、薏苡仁 15 g、鸡内金 20 g、陈皮 10 g、生甘草 10 g，6 剂，水煎服。

12 月 9 日二诊：诸症均减，唯小腹胀闷不舒。此乃补多行少之过，于上不达，聚于小腹，故显胀闷。依上方加生麦芽 30 g、柴胡 10 g，6 剂。

12 月 16 日三诊：药后自觉平和舒服，诸症好转，但仍有气不上达的感觉。依上方加人参 5 g，升麻 6 g，6 剂。

12 月 24 日四诊：症失病愈，依上方加生姜 3 片、大枣 6 枚，3 剂，巩固之。

✹ 案二

程某，女，38 岁，工人，1993 年 6 月 6 日就诊。

主诉： 胸闷、气短、小腹胀三个月。

查： 脉弱，血压 92/70 mmHg，大便正常，据症分析属气虚，大气下陷，治应升补气血。

处方： 党参 20 g、黄芪 30 g、当归 20 g、川芎 15 g、熟地黄 20 g、

白术 15 g、茯苓 15 g、升麻 10 g、柴胡 10 g、丹参 15 g、五味子 10 g、山萸肉 15 g、炙甘草 15 g，6 剂，水煎服。

6 月 12 日二诊：自觉呼吸上气稍顺，依上方加党参 10 g，黄芪 10 g，6 剂，水煎服。

6 月 18 日三诊：服药后诸症若失，但脉弱，血压 100/60 mmHg，症轻，病尚未愈，需继续调理，依方加减调理至 6 月 20 日，诸症均失，胸不闷，气不短，小腹亦无坠胀感，病愈。

按语

上述二案，都属大气下陷，气不上达，引发胸闷、心慌、气短、无力等症。治之应大补气血上达是正治法，由于升补不力则不显著，延迟病愈。

长期发热

梁某，男，39 岁，2002 年 10 月 3 日就诊。

主诉：今年 5 月发热，月余转为午后，每日 15 时至次日晨，体温 38～40 ℃。发热时伴腰酸困痛，下肢无力，站不起来，热退则恢复正常。服吲哚美辛则热退。

症：口苦，干渴，大便时干。血压 80/60 mmHg，脉弱细数，舌少津、无苔干红。据症分析，应属少阳症。由于长期发热不愈，气阴两虚，并兼有风湿之邪。治应在和解少阳的前提下，养阴补气，兼祛风湿之邪。

处方：柴胡 20 g、黄芩 15 g、人参 20 g、半夏 10 g、甘草 10 g、黄芪 30 g、当归 30 g、熟地黄 30 g、生地黄 30 g、肉苁蓉 30 g、玄参 30 g、麦冬 10 g、山萸肉 10 g、水牛角片 15 g、威灵仙 30 g、川羌活 10 g、大独活 10 g、川大黄 15 g、炒牵牛子 10 g、焦山楂 30 g、生姜 3 片、大枣 6 枚，3 剂，水煎服，日一剂。

10 月 6 日二诊：体温最高 37.5 ℃，血压 100/65 mmHg，大便正常。腰困痛等亦减轻。

处方：依前方减羌活、独活，加虎杖 20 g、地丁 20 g，3 剂，水煎服。

10 月 9 日三诊：体温 36.9 ℃，血压 95/60 mmHg，心率 102 次/min，脉细数，应以补气、养阴为主。

处方：黄芪 60 g、党参 30 g、当归 30 g、熟地黄 30 g、生地黄 20 g、肉苁蓉 30 g、生山药 30 g、山萸肉 20 g、柏子仁 30 g、广地龙 20 g、蜈蚣 2 条、威灵仙 30 g、虎杖 20 g、大独活 10 g、狗脊 20 g、生甘草 15 g、6 剂，水煎服。

10 月 16 日四诊：体温未超 37.3 ℃，血压稳定在 70/105 mmHg，心率 80～90 次/min，腰肢困痛基本消失。依 10 月 9 日方随症稍微加减变化，服至 10 月 28 日诸症消失，痊愈。

此病原属气阴虚之少阳症兼湿。由于失治而延误数月不愈，发热如疟，直至接诊时，仍有口干苦，气阴虚，热型高低有由。故对其治疗，应在大补气血养阴的基础上，和解少阳，通阳明，祛风湿。如此达到热退、气阴复、腰腿痛止。诸症痊愈。

气 血 虚

✦ 案一

岳某，女，30 岁，1999 年 4 月 2 日就诊。

主诉：胸闷、气短、头晕、左偏头痛、嗜睡、白带多、无食欲、四肢无力。

查：脉迟弱，舌淡、苔白（脉率 56 次/min），血压 90/56 mmHg。此症一派虚象，气虚血衰。治应大补气血。

处方：黄芪 50 g、人参 30 g、当归 30 g、熟地黄 30 g、丹参 30 g、生山药 30 g、山萸肉 20 g、黄精 15 g、白术 15 g、枸杞子 15 g、柴胡 10 g、升麻 10 g、石菖蒲 10 g、苍耳子 10 g、鸡内金 30 g、炒麦芽 30 g、炙甘草 20 g、生姜 1 片、大枣 6 枚，6 剂，水煎服，日一剂。

4 月 10 日二诊：药后诸症减轻大半。依方续服 6 剂愈。早补中益气丸 1 丸，晚六味地黄丸巩固之。

✦ 案二

琚某，女，42 岁，2003 年 4 月 26 日就诊。胸闷气短，下肢、踝部微肿，眼结膜发白，肤色发黄。血压 110/80 mmHg。血常规：红细胞 $3.48 \times 10^{12}/L$，白细胞 $4.5 \times 10^{9}/L$，血小板 $216 \times 10^{9}/L$。脉缓弱，此乃气虚血不足，治必大补气血。

处方：黄芪 30 g、当归 30 g、党参 20 g、熟地黄 30 g、何首乌 30 g、川芎 20 g、鸡血藤 20 g、鸡内金 20 g、女贞子 30 g、丹参 30 g、广地龙 20 g、白术 15 g、茯苓 30 g，依上方随症稍有加减，服了近 30 剂时症状消失。血常规基本正常（红细胞 $4.2 \times 10^{12}/L$，白细胞 $5.0 \times 10^{9}/L$，血

红蛋白 120 g／L）病愈。

按： 据查血验症属气虚血亏，气血双补是正治，十全大补汤、补中益气汤稍有变化，效显著。

先天性非溶血性黄疸

李某：男，18 岁，学生，2002 年 10 月 28 日就诊。

主诉：身黄，尿黄 2 年。面色黯黄无光，脐周痛，尿痛，易汗无力。

查：脉细数，舌黯体大，心率 100 次/min，心音亢进。实验室检查：总胆红素（TBIL）62.6 μmol/L，结合胆红素（CB）5.8 μmol/L；非结合胆红素（UCB）56.7 μmol/L，直接胆红素正常，间接胆红素超常。

诊断：先天性非溶血性黄疸（市医院诊断），属中医之女劳疸。系先天不足，肾虚肝瘀。治应补肾，疏肝利胆。

处方：熟地黄 20 g、生山药 20 g、山萸肉 15 g、鸡内金 20 g、菟丝子 20 g、党参 20 g、麦冬 10 g、五味子 10 g、海金沙 15 g、茵陈 20 g、鱼腥草 20 g、补骨脂 10 g、白茅根 20 g、甘草 10 g，3 剂，水煎服，日一剂。

10 月 31 日二诊：药后尿痛轻，依方续服 3 剂。

11 月 3 日三诊：尿痛失，脐周痛明显。依上方去白茅根、鱼腥草、海金沙。加郁金 10 g、当归 20 g、元胡 10 g、木灵芝 20 g、三七粉 3 g（冲服），以增活血化瘀之力，6 剂。

11 月 9 日四诊：脐周痛减轻。依方 16 剂。

2003 年 1 月 1 日五诊：脉缓，舌红，心、肺音正常，实验室检查：总胆红素 38.0 μmol/L，结合胆红素 9.3 μmol/L，非结合胆红素 28 μmol/L，诸症均减轻，依上方再服 10 剂，家属随后相告，面色红润，尿色清白，腹痛、盗汗均失。饮食正常，自觉有力，痊愈。

按：据面色黯黄、身黄、尿黄、尿痛、不发热等症，与《金匮要略·黄疸病脉证并治》"膀胱急，少腹满，身尽黄、额上黑"之症相似，即所谓的"女劳疸""黑疸"。其病因皆是由于先天不足所致。先天性非溶血性黄疸，就是因先天葡萄糖醛酸酶不足，不能使葡萄糖醛酸与游离胆红素结合成直接胆红素，使血中非结合胆红素升高而形成黄疸病。故对其治疗必须补肾之先天不足。其因在肾，病位在肝。乙癸同源，肝肾同治，补肾即是补肝。中医补肾之阴精，使阴精涵养肝木之生化。木生酸，酸生肝，此酸是否葡萄糖醛酸酶，当然还是问号。但从本案的指导思想，始终是补肾之阴精，以涵养肝木之生化，疏肝胆以利气血流通，使本案很快治愈。能说与葡萄糖醛酸酶没关系吗？值得思考。

消　渴

张某，女，24 岁，2000 年 2 月 11 日就诊。

主诉：口干渴旬余。每日渴而引饮水数壶之多。经多方检查，亦未发现异常现象。血糖不高，尿糖正常，脉缓大，舌红、无苔。不能以糖尿病论处。只能以少阴阴虚，阳明火盛，口渴引饮的上消症治疗。白虎加人参汤是其正治法。

处方：人参 6 g、知母 10 g、生石膏 50 g、天冬 10 g、天花粉 15 g、熟地黄 20 g、玄参 20 g、生甘草 10 g，3 剂，水煎服。

2 月 14 日二诊：渴止。口干仍然。依上方减石膏 20 g，加熟地黄 10 g、玄参 10 g、麦冬 10 g，3 剂。

2 月 18 日三诊：诸症均失，病愈。

按：中医学中的"消渴"，实际是"三消"的上消症。虽口渴引欲不能自救，但不一定是现代医学的"糖尿病"。乃是由于心、胃火盛，引发上焦燥热，渴欲不止，治必清热养阴润燥，方能渴止病愈。如按糖尿病治疗，就是误治。

医　论　篇

　　医学理论是实践中对医学知识的总结。对任何疾病都可通过理论的分析，来评价和认识其发生、发展和防治的规律与价值。理论是领航标、指路灯。没有理论指导的医学是幼稚的、盲目的。

李东垣之"阴火"何以甘温除之

李氏之"阴火",在《脾胃论》里多次提到。如"元气不足而心火独盛""心火者,阴火也""下焦包络之火,元气之贼也"等。由此看出,李氏治疗阴虚、血虚、湿热、郁热等症都是基于"升阳补气,甘温除之"的。由于李氏所论之"阴火"的概念比较笼统,在治疗方面又是基于升阳补气的甘温治法,引致不少医家的议论是很自然的。不仅是阴血虚不宜于此法,就是湿热,郁热亦是不合拍的。误用此法,正如《中国医学大辞典》注解"补中益气汤"所说:"此方唯不宜于肝肾。盖阴虚于下者,不宜升提,阳虚于下者,尤属最忌……误用此方,则如木将摇而拔其本也。"但为何李氏却提出"唯当以甘温之剂补其中,升其阳,甘温以泻其火则愈"呢!因此,有必要进一步探讨其实质精神,找出李氏所谓之"阴火"产生的共同特点。《脾胃论》中之"脾胃学说"认为,三因内伤脾胃,则"脾胃气虚,升降失常"是其主要病因、病机,提出:"内伤脾胃,乃伤其气。伤内者为不足,不足者补之……唯当以甘温之剂补其中,升其阳,甘温泻其火则愈。"这里明示:内伤脾胃,乃伤其"气",致"脾胃气虚""升降失常"。这就是诸多"阴火"症的共同病因、病机。如脾不升清,上不奉心肺而致"心火独盛"的血虚发热证;下不滋肝肾而致"相火妄动,阴火上乘"的阴虚发热证;"谷气下流,郁闭其下"而成"湿热"的湿热证;胃不降浊,致"上焦不行、下脘不通、郁而化热"的郁热证等。各种"阴火"都是"脾胃气虚"这一病理的产物。故脾胃气虚就是《脾胃论》里"阴火"证的起病之本,是病机的主要矛盾方面,而"阴火"是次要矛盾方面。这些"阴火"证之所以在升阳补气的基础上治之,正是因为脾胃气虚这个共性矛盾决定的。而不同的"阴火"

证却是在同一病理基础上的个性反应。故具体运用于临床"不可一例而推之，不可一途而取之"，应从同中求异，化裁不同方子进行治疗。如初病热中的补中益气汤、胃虚有热的升阳益胃汤、火郁于内的升阳散火汤、湿热盛于下的升阳除湿汤、补脾胃泻阴火的升阳汤，是治疗脾胃气虚兼阴火炽盛的代表方。如不是基于脾胃气虚这一病本基础上，不仅湿热、郁热不适宜这些方子，阴血虚亦不适宜。临床中，如将李东垣所论之阴血虚热症"误作阴血虚而滋补之，恐有腻脾碍胃之虑"。纵获一时之效，根本问题是解决不了的。反之，用东垣之法，治疗朱丹溪所论阴精不足阴虚火动证，不正是"木将摇而拔其本"吗？如将李氏所论之湿热、郁热，苟误作为实证直折火势，则虚其虚也，更会加重内伤不足之病。因李氏之湿热、郁热症是虚中夹实，必须在补的基础上兼以清利泻之品才是正法。故治疗李氏之"阴火"证，如不立足于脾胃气虚这一病理基础上，是方不对证，法不合机的。总之，探讨李氏之"阴火"证，一定要抓住脾胃气虚这个病本，才能正确理解其实质，更好地指导临床。

试论吴瑭对寒湿症的三焦论治

温病学创始人之一的吴瑭，以创三焦辨证治疗温病著称于世，载入史册。然他对寒湿证亦坚持用三焦分治，并有独特的方法与见解。吴氏认为："湿之为物也……其在人身也，上焦与肺合，中焦与脾合，其流于下焦也，与少阴癸水合。"故论治寒湿杂证，仍以三焦肺、脾、肾为辨证根据。并指出了"寒湿者，湿与寒水之气相搏也，盖湿水同类……体本一源，易与相合，最损人之阳气"的"阳虚"病机，和"寒湿伤阳，形寒脉缓，舌淡或白滑不渴，经络拘束"的主证。在治疗方面他提出了"开肺气，救心阳""开沟渠，运中阳""护肾阳，使火能生土"的治疗原则。

上焦为病，"开肺气，救心阳"

心肺居上焦，肺司呼吸，心主血脉。二者的正常生理关系是"向之火制金者"。如受寒湿邪气侵袭，"上焦与肺合，肺呈太阴湿土之气，肺病湿则气不得化，有霜雾之象"。如此寒敛湿凝，成痰成饮，从而出现"咳喘稀痰，胸满舌白滑，恶水不欲饮，甚则倚息不得卧，腹中微胀"等证。用仲景之"小青龙汤"宣散寒饮，开通肺气。如若痰饮涌盛，阻塞气道，而致"水停心下"，胸膈胀满，"郁遏心气"，湿困阳郁的"水克火"病机。亦即太阴寒痰湿饮，既阻碍了肺气的功能，又郁遏了心阳运行血脉的功能，以致出现"心悸""肿满""倚息不得卧"等心气不足证。所以吴氏提出了"肺病而心亦病也"。他的这一认识有卓见，有类似现代"肺心"的病理。其"开肺气，救心阳"的治疗方法，对临床就更有指导意义。这是治本之法。因"心阳虚"之心悸、肿胀、倚息不得卧等证，还是由于寒痰湿饮阻塞气道，肺气不宣所致。只有以温化寒痰，宣发肺气为主，肺气得开，再加上温补心阳之品——强心，则肿、满、喘、胀自除。《吴鞠通医案》中，对寒痰壅塞气道，格拒心阳所致之肿、喘等证，莫不以小青龙汤加减为治法，其用意就在于"开肺气"以"救心阳"。例如，《吴鞠通医案·痰饮》治金氏一案，"风寒夹痰饮为病，自汗恶风、喘满短气，渴不多饮，饮则呕、喘咳甚，倚息不得卧。小青龙去麻、辛，加枳实、广皮，行饮而降气"。服后"咳虽稍减，仍不能寐。今日用葶苈大枣合法"。次日又"兼利小便，使水有出路"。又诊，"脉稍平，病起本渴，大服姜桂渴反止者，饮居心下，格拒心火之渴也，仍以蠲饮为主"。笔者遵此法，治疗"肺心"之咳、喘、肿、满多例，均获显效。下录一则以证之。

患者，杨某，男54岁，农民。素有喘嗽，偶受风寒雨淋，病情加重，几经中西药治疗，病势有加无减。余诊时，咳、喘、倚息，张口抬肩，面浮发绀，身肿腹胀，指压凹陷，身半以下尤甚。

查：脉沉滑无力，舌淡、苔白滑腻。两肺湿性啰音，心音低钝……治疗以温化痰饮，开宣肺气为主，兼以温补心阳利小便。

处方：炙麻黄10 g、杏仁12 g、川贝母10 g、橘红12 g、炮姜20 g、白芥子12 g、辽沙参30 g、五味子10 g、人参10 g、附子10 g、桂枝10 g、白术10 g、茯苓15 g、姜半夏10 g、木通15 g、炙甘草10 g。连服6剂，病势稳定。守方减麻黄4 g，加沙参30 g，又服6剂，喘肿明显见轻，守原方沙参加至90～120 g，又连服15剂，喘平肿消，经善后调养，病获痊愈。本案所以获良效，辽沙参在开肺救心中，起了殊功。笔者认为，它不仅养阴化痰，更有补肺气，开壅闭之功效。临床治疗类斯证者，每获奇效。

中焦为病，"开沟渠，运中阳"

脾胃居中焦属土，主运化，寒湿邪气入侵，"一由经络而脏腑，一由肺而脾胃……或形寒饮冷""中焦与脾合者，脾主湿土之质。为受湿之区，故中焦湿证最多"。指出了寒湿邪气入侵途径和中焦为何湿证特多。从病机上提出"伤脾阳，在中则不运痞满，传下则洞泄腹痛。伤胃阳，则呕逆不食，膈胀胸痛"。从而提出了相应的疗法"开沟渠，运中阳，崇刚土，作堤防。"即温运中阳，培育脾土，疏通水道，导湿下行，对太阳寒湿证的治疗，皆不出这一指导思想。《温病条辨》中焦篇43条谓："足太阴寒湿，舌灰滑，中焦滞痞，草果茵陈汤主之。"以草果为君温运脾阳，茵陈佐之，利湿升阳，广陈皮、大腹皮、厚朴泻痞滞，泽泻、茯苓导湿外出。其他如46条"足太阴寒湿，四肢乍冷，自利，目黄，舌白滑，甚则灰，神倦不语……四苓加木瓜草果厚朴汤主之"，以及50条"寒湿伤脾胃两阳，寒热，不饥，吞酸，形寒，或脘中痞闷……苓姜术桂汤主之"等，皆以温中培土，导滞渗湿为治法。

下焦为病，"护肾阳，使火能生土"

肾居下焦，属水，内寄真火。"上中不治，其势必流于下焦……下焦乃少阴癸水，湿之质即水也，焉得不与肾水相合"。说明了水湿就下，易与肾水相合，下焦湿病就更多见，"湿久，脾阳消乏，肾阳亦惫矣，安肾汤主之"。故在治法上就提出了"护肾阳，使火能生土"的原则。《温病条辨·卷三》43条"湿久不治，伏足少阴，舌白身痛，足跗浮肿，鹿附汤主之"二方皆用鹿茸补诸阳之督脉，附子、菟丝子补肾阳，使"火能生土"。苍术渗湿，草果温脾阳，使阳复、土健，肿消病愈。尤其他用温阳法治疗下血证，更能启迪医者，不致只知湿热下注能致血证，而误用苦寒阴柔之品，同样可致血症。《温病条辩·卷三》45条云："湿久伤阳，肢体麻痹，痔疮下血。术附姜苓汤主之。"用姜附两补脾肾之阳，更用"黄土汤"治疗"先便后血"，在《吴鞠通医案》中屡见不鲜。

从上可见吴氏之三焦辨治湿热，则创清热养阴诸法；辨治寒湿，则制温阳化饮诸法。这一点充分反映了吴氏从水火阴阳的属性上来分辨"伤寒""温热"的学术思想。不仅从理论上启发我们对"伤寒""温热"的区分，对于临床亦是很有裨益的。

中医学中有关生育学优势说的构想

生男生女，古有论述，近有研究，但均未超脱出"优势法"范畴。早在《周易》里就提出："乾道成男，坤道成女。乾，天也，故称乎父。坤，地也，故称乎母。"天地能化生万物，父母能变生子女。乾为天，为阳。按其规律发展，则成震、坎、艮，皆一阳二阴，一者专一也，以阳为主导而成男形，故称此三阳卦为三男；坤为地，属阴，按其规律发展，则成离、巽、兑，皆一阴二阳，一阴独盛，以阴为主体而成女形，故称此三阴卦为三女，但从中可悟出阳强成男，阴盛成女的道理。明代张景岳进一步解释："凡万物化生总由二气。得乾道者，于人为男，于物为牡；得坤道者，于人为女，于物为牝。"到了清代，吴谦在《医宗金鉴》中，进一步肯定了这一优势原则："阳盛乾道成男，阴盛坤道成女，斯足为确论耳。"古人的这些认识是根据天地阴阳二气变化之理所提出的"优势法"推理。对于这一原理，笔者认为，生男生女是有规律可循，是可以控制的，关键取决于父母各自一方的优势。所谓"优势"，指的是性冲动的强势。它决定着对精子或卵子所激发的活泼能力，从而导致"优者自胜"。具体讲，即在排卵期，两性交合受精的瞬间，视其性冲动优势属于哪一方。如男性冲动优胜于女方，则多生男；女性冲动优胜于男方，则多生女。这一论点，用《易传》的话来说，即"本乎天者亲上，本乎地者亲下，各从其类也。"这一优势趋向，与现代生物学中的"向背性"论点很有吻合之处。不过这种冲动优势受着多种因素的影响。如体质的强弱、性格的刚柔、神经的迟敏、思想感情的融洽等，均可影响性优势。为验证这一论理的正确性，笔者首先进行社会调查。对20对多男或多女夫妇的分析结果，基本符合下列结论：凡男方体质差（先天不足、肾气先亏等），或神经迟钝，或感情淡漠，性欲不高，而女方却在各方面均优于男方，则生女孩较多；反之，则生男孩多。这一客观社会规律，未被认识前，自然影响生男生女。一旦被掌握，就可按照人的意志、有目的地发展。

为了进一步揭晓"优势法"原理，不妨从鱼鳞病的遗传方式做进一层的分析。本病是母系遗传。有致病基因的女性与正常男性婚配，所生男孩，有鱼鳞病症状，而无遗传性；所生女孩，并无症状，却有致病基因。女儿婚配后所生男孩也有鱼鳞病症状，所生女孩也无症状却有致病基因。如此代代相传，故此病被称作"外甥病"。这一遗传现象可以优势说解释：在交合受精时，若以女方占优势，则以"卵 X"为主导，发展为女性，故其携带致病基因；如系男方占优势，则以"精 Y"为主导发展为男孩，只受"卵 X"的遗传而显症状，即不再携带致病基因。这一遗传现象，既可作为"优势法"的佐证，又可为优生和切断遗传提供了选择的方法。清代程国彭对这一问题的认识更较明朗化："乾刚用事，得阳气之专者，则多男；坤柔用事，得阴事之全者，则多女，此定理也。"他所说的"乾刚""坤柔""阳专""阴全"，不正是男女各方在多种因素影响下所处的"优势"吗？为了验证这一推理的科学性，笔者曾对 9 对育龄夫妇做试验性指导，结果准确率达 70%。

近代学者，多从排卵时间、体液酸碱度等，来探讨生男生女的奥秘。如耶路撒冷希伯来大学哈莱普夫人的一项研究表明：在排卵后两日内同房，生男孩可达 2/3 的比例。在排卵前两日，尤其在排卵两日后受孕，大部分产生女性后代。这一研究结果，与大众的论述亦是不谋而合的。南齐·褚澄《褚氏遗书》早已说过："男女之合，二精交畅，阴血先至，阳精后冲，血开裹精，精入为骨，而男形成矣。阳精先入，阴血后参，精开裹血，血入居本，女形成矣。"所论"阴血先至""阴血后参"，实指排卵的先期、后期。这一论点虽欠妥当，然在千余年前就如此论述，实属难能可贵，其"阳精后冲""精入为骨""阴血后参""血入居本"，不仅道出了优势原理，更指出了以精为主则成男形，以血为主则成女形。

近30年来，由于遗传工程的发展，不少学者多从细胞染色体的角度研究这一问题。人体细胞内有23对染色体，每条染色体含有DNA（脱氧核糖核酸）的高分子化合物，DNA携带一套套遗传"密码"，一切生命的开始和生长、发育、成熟，都按此密码所规定的格局进行。其中一对染色体管理着细胞性别，卵子有X，精子有X、Y，公式：

$$卵子(X)+精子(X)——女孩(XX配对)$$
$$卵子(X)+精子(Y)——男孩(XY配对)$$

据此，近年来已能人工分离精X与精Y，做人工授精，控制生男生女。如美国的新奥尔良受精研究所的医生们，用分离的Y精子，体外受精成功，生下一个男孩（日本，科学朝日，1986年，第10期）。这里须提出两个问题：①精X与精Y，在受精过程中，既有等同的机遇，那么生男生女亦应是势均力敌。但实际中，多男或多女的事实比比皆是，显然是受着各种因素的影响。有些学者从体液pH值的左移适宜于精X的活动、右移适宜于精Y的活动来解释这一偏生现象。但生活实例中，患妇科病、体液偏酸性的女性，偏生男性尚属多见。如有5位患宫颈炎、子宫二度脱垂的患者：3男3女的1人，3男2女的1人，5男1女的1人，3男1人，2男1人。分析其因，很可能是这些妇女患病、素质差、性冲动处于劣势位相的结果。由此看来，感情的亲和力，在"优势"论中占着极为重要的位置。②人工体外受孕的成功虽揭露了生男生女的奥秘，但这一方法对整个人类来讲，有其不可克服的局限性。如何能使人体自身控制生男生女，确是今后值得研究的课题。而对"优势法"原理的研究则正是朝此方向所进行的努力，或许将为人类在少生优育及控制遗传病方面有所贡献。

总之，人是具有感情的高级生物。从思想到体质，从中枢到系统，从经脉到脏腑，是一个不可分割的有机体，如何控制生男生女这个复杂问题，绝不能用孤立、静止的办法来研究；只有从精、气、神全面进行分析，才能求出正确结果。清代罗国纲的话，颇合本文优势法的原理："至于生男生女之辨，古人言之不一。有以精血先后为拘者，有以经尽几日为拘者，有以夜半前后交感为拘者，有以男女强弱为拘者，以予观之，俱非确论。只以交感之时，百脉齐到者，分胜负耳。凡男之百脉齐到胜乎女，则成男，是乾道得矣；女之百脉齐到胜乎男，则成女，是坤道得矣。"

论男性不育症——精不液化

生育是夫妇二人的事，但前人多责于女方。实际男方不育症并不少见。除女方原因外，男方不育之因是先天不足，后天过劳，伤阴耗精，使真阴匮乏，精子成活率低，活动力弱，是不育症的一个方面。在补肾、养精的正确治疗后，不育症能治愈。但另有不育者，在男精女血都正常的情况下（除输卵管不通外）仍不能受孕，何故？即精液不液化症，不能流动，精卵不能相见受孕。对此治疗，必须达到精液液化。这是男性不育症的难题。不妨从中西医的知识浅谈精液液化的机制。

精液的液化，是靠多种酶的催化来完成。如蛋白水解酶、纤溶酶、糜蛋白酶等。在它们的催化下而产生一种自动液化过程，使精液流动进入生殖道深处与卵子相遇，来完成受孕过程。如果多种酶缺乏，精不液化，就不能完成受孕过程。故治精不液化，首先必须知道多种酶缺乏的原因。据现代研究，与前列腺炎、精囊腺炎及睾酮对腺体的调节功能下降有关。对其治疗，首先是消除前列腺炎，增加多种酶的液化及睾酮对腺体的调节功能。

中医认为：肾为先天之本，元精之根，生命之源，具有生精化液，调节阴阳之功能。如先天阴精不足，或后天房劳过度，导致阴精不足；或瘀热痰浊内生，伤精耗阴，精液黏稠不液化而不育。对其治疗，先破后立。先化痰瘀，清利湿热，畅通精道。然后增添阴精，促使液化，以达受孕。清精道：以金银花、连翘、石韦、海金沙、土茯苓、白茅根、丹参、桃仁、三七粉、生甘草等。补肾：以熟地黄、山萸肉、枸杞子、菟丝子、五味子、女贞子、桑葚、牡丹皮、泽泻等加减治之，效果不错。曾治愈数例。因不慎，将医案丢失。

中医学中的"情志"心理学

中医学中，既往虽然没有"心理学"这一名称，但却有着极为丰富的"心理学"内涵。这就是中医学中的情志活动理论和极其丰富的情志疗法。

"心理学"渗入到医学领域，在祖国医学中可谓源远流长。两千年前的《黄帝内经》，不仅是一部医学巨著，且奠定了"中医心理学"的基础。"脏象五志论""四气调神论""情志相胜疗法"等中医心理学基本理论，都是《黄帝内经》首先提出的，从形神一体、天人相应观等方面较全面、系统地论述了情志活动在疾病的发生、发展、诊断、治疗中的重要作用。本文就《黄帝内经》有关情志活动的论述及古人在情志相胜疗法方面的成就，略谈一点认识，以期同道斧正。

一、《黄帝内经》的情志学说

《灵枢·本神篇》用神、魂、魄、意、志、思、虑、智等词来描写人的思维、意志、记忆、才智等"心理"活动，同时更认为各种"心理"活动，总的由"心"主宰。《灵枢·本神篇》云："心者五脏六腑之大主，精神之所舍。"《素问·灵兰秘典论》亦谓："心者君主之官，神明出焉。"说明了"心"有类似现代医学中大脑的分析、感受事物的功能，"神"就是这种功能的外象，"精"和"气"是神的物质基础，而产生于五脏，故情志活动能直接影响五脏功能。所谓"心藏神""肝藏魂""肺藏魄""脾藏意""肾藏志"，就是指的神志活动与五脏的正常关系，"形健则神旺""形具而神生"的形神一体观，是生命存在及正常发挥思维、意志、精神等功能的主要保证。形与神二者在正常情况下是相辅相成、互资为用的，如果二者任何一方有了异常变化，就会互为因果发生疾病，脏腑的病变会导致神志外象的不正常，情志有太过不及的异常改变，更会导致五腑的气机逆乱。正如王米渠之《中医心理学》所说："五志之象最明显勿过怒、惊、喜、思、悲、忧、恐七情，表现出五声：呼、笑、歌、哭、呻。当七情五声太过不及，就可反映出脏腑的病变来，为辨证论治提供定位依据，如悲痛欲哭，久呻不寐，可定位在肺。"即说明了情志的太过与不及，导致相应脏腑的病变。《素问·阴阳应大论》明确指出了"怒伤肝""喜伤心""思伤脾""忧伤肺""恐伤肾"等情志所伤的定位性病变。

七情所伤脏腑的基本病理在于气机紊乱，升降反作，《素问·举痛论》云："余知百病之生于气也，怒则气上，喜则气缓，悲则气消，恐则气下……惊则气乱……思则气结。"其治疗方法，《黄帝内经》亦早有论述。即以情治情，情志相胜的心理疗法，其原理就是依据五行相胜的制约关系，用一种情志去纠正相应所胜的情志，有效地治疗这种情志所产生的疾病。故在《素问·阴阳应大论》和《五运行大论》皆提出了"怒伤肝，悲胜怒""喜伤心，恐胜喜""思伤脾，怒胜思""忧伤肺，喜胜忧""恐伤肾，思胜恐"的治疗方法。由此可见，情志相胜疗法的基本精神就是有意识地采用另一种情志活动去调节某种情志太过而引起的疾病，从而达到愈病之目的。

二、历代对"心"疗的发挥

这种以情治情及情志相胜的疗法，于临床很有价值，历代名医无不极为重视，各自都有临床体验，如明末李中梓说："境缘不遇，营求不遂，觉悟牵挂，良药难愈。"张景岳亦说："若思郁不解致病者，非得情舒愿遂，多难取效……"缪希雍在《本草经疏》中说："以识遣识，以理遣情，此即心病还将心药医之谓也。"到了清代，不少医家更有新的发挥。吴师机在他的《理瀹骈文》中指出："情欲之感，非药能愈，七情之病，当以情治。"甚至于当时的国外医者在治疗中亦是非常重视情志活动的作用。例如朝鲜许浚等撰的《东医宝鉴》指出："欲治其疾，先知其心，必正其心，乃资于道，使病者尽去心中疑虑思虑……疾病自然安全。"古人的经验之谈，进一步说明了对情志病的治疗，独凭药物是难以治愈的，必须配合抑情顺理劝说开导，激情刺激，移情易性等心理疗法，才能取得满意疗效。

由此可以看出，在两千多年前的中医典籍中，对人的情志活动变化就已经有了较为系统和完整的理论认识，又经历代漫长岁月的发展，至今已初步形成了"中医心理学"的雏形，尤其是王米渠所著之《中医心理学》的问世，更展示了这门新学科的前景。

三、古人的心理疗法案例

中医学的情志疗法，自《黄帝内经》以后，代有发挥，并积累了丰富的经验和验案。古人的重视，对我们是很有启迪的，很多疾病治疗，不能单纯停留在药物的治疗上，结合心理治疗提高疗效有其重要意义。尤其是我们处在科学极度发达的今天，中医学的发展只能超过前人，不能只止步于古人的脚印，甚而落后于前人。下面仅举数则，以说明情志疗法在中医学中是丰富多彩，历史悠久的。

早在战国时，就有"文挚以怒齐王而竟杀之"。齐王有病，文挚认为乃思虑过甚，药物难愈，用激怒法使其吐瘀而愈，然文挚却遭受齐王的杀害（《吕氏春秋·至忠篇》"齐王疾病"案）。三国时"华元化以怒郡守而几见杀"认为郡守是久病为瘀，"以为怒则差，乃多受其货，而不加功，无何弃去，又留书骂之。太守果大怒"吐黑血数升而愈"（《后汉书·华佗传》"怒激吐瘀案"）。

金元时期张子和，对情志病的治疗，在《儒门事亲》中更有精辟的论述，既有理论又有医案印证，如他治"因忧结块"案，"息城司侯，闻父死于赋，乃大悲哭之。罢，便觉心痛，日增不已，月余成块，状若覆杯，大痛不住，药皆无功。议用燔针炷艾，病人恶之，乃求于戴人。戴人至，适巫者在其旁，乃学巫者，杂以狂言以谑病者，至是大笑，不忍回。面向壁一二日，心下结块皆散。戴人曰：《内经》言：忧则气结、喜则百脉舒和。又云：喜胜悲，《内经》自有此法治之，不知何用针灸哉！适足增其痛耳！"如此医案，在《儒门事亲》中屡见不鲜，如以怒胜思治不寐；以"惊者平之"治惊等。

元代朱丹溪治一"不食案"。"一女人许婚后，夫经商三年不归，因不食，困卧如痴，他无所病，但向里床卧，此思气结也。药难独治，得喜可解；不然令其怒，俾激之大怒，而哭之三时，令人解之，举药一帖，即求食矣，盖脾主思，思过则脾气结而不食，怒属肝木，木能克土，木气冲发而脾土开矣。"这是朱氏之"活套疗法"中的"思伤于脾者，以怒胜之，以喜解之"之法，他的这一情志疾患的心疗，和现代的"交互抑制心疗法"的理论亦是不谋而合，颇有相通之处。

清代陆以湉之《冷庐医话》记载了一则"狂笑"案。明末一人中了举人，因高兴过度，终日狂笑不已，高邮名医袁体庵诊毕大惊曰："你的病没法治了，最多能活十来天时间，赶快回家去吧。"患者顿时惊恐失色，笑声顿止。

古人之论，不仅重视情志活动变化对疾病的影响，同时亦注意到人体内外环境的改变亦会影响到情志的改变，故在医案中均获得了满意效果。

以上案例表明，中医学中的"心理学"内容是极其丰富的，从理论到临床治疗，无不涉及心理学知识。尤其是近期，中医心理学有明显的崛起趋势，它将有助于中医学在心身医学两方面纵深发展。中医心理学广泛地运用于理论、临床试验等领域，成为中医学的带头学科，对中医各科将产生重要的影响，因此，它将是整个中医科学现代化的一个有机组成部分。

防老健脑功

本功系采纳诸家之长，加之笔者的体验总结而成，不仅能强身健脑、聪耳明目、固齿乌发、防老，更能防病治病（如失眠、冠心病、颈椎病等）。

一、本功的含义

1. 守丹田以生精化气。丹田即脐下三寸关元穴处，为男精女血所居之所。精藏于此，气化于此。练本功意守丹田，使之生精化气。

2. 升督任以充髓健脑。督任二脉皆起胞中（男精室、女胞宫）。督脉经会阴抵长强，入脊内上行，至风府入脑中。经百会下行，止人中。手足三阳经皆交会于大椎。能总督一身之阳脉，再则督脉下联于肾，上通入脑，故能引精髓上升，起到健脑、聪耳明目之功能。任脉经会阴抵气街与少阴脉并行，挟脐上行，散布胸中，经喉绕口抵眼眶下，多次与手足三阴脉交，故称"阴脉之海"，有任养阴血之功用。练功升督任二脉，可以起到健脑、聪耳、明目、固齿、乌发的效果。

3. 降胆胃以调和六腑。足少阳胆与足阳明胃经，起于头面，以下降为顺，以通为用，降胆以助消磨水谷，降胃以和六腑。如此阴精升，阳气降，起到健脑、润肤、泽毛、和调五脏，洒陈六腑的功效。

二、功法简介

1. 功前做10分钟的自由活动（如体操、迪斯科等）以活动四肢。

2. 功势：站势最好，坐势亦可。

3. 要领：内神静意专，内视丹田；外形动而灵活不拘，始终保持舒适感。

4. 步骤：共分八步。始于丹田，经会阴、命门、大椎、风府、百会、眼，终于鼻齿。每一处做八息，深吸轻呼。每息吸气时，使气达丹田。每吸气都要配合两手的点揉按摩，并做到小腹内收，左右护胸，提睾、提肛、扭腰，拔颈提肩，飞眉动眼，擤鼻搅舌，咬牙叩齿。如此自下而上，使督任之精气依次递传，上行头面；每息呼气时，全身放松，两手自头面引胆、胃之阳气下行，以助丹田生精化气。

5. 两手的配合动作：共八处。每处八息。每息在吸气时点、揉按摩，使精血经督任上至头面。呼气时全身放松，两手自头面行阳气下行至丹田处。

（1）按丹田八息：一则使丹田之精气下至会阴，再则能防治生殖、泌尿系统疾病，如前列腺炎、宫体炎、膀胱炎等。

（2）搓外肾八息：使精气沿督任上行至脐、腰（命门）对阳痿精少之疾有防治功效。

（3）按摩命门八息：使精气上行大椎，尽量扭转腰部，防治腰疾。

（4）按摩大椎八息：使头前倾，使精气上行风府，对失眠、噩梦、嗜睡、魇睡，都有较好功效。

（5）叩打风府八息：两手掌捂耳，手指叩打风府（鸣天鼓），并左右扭头，前倾拔项，对颈椎综合征有良效。

（6）按摩百会八息：两掌抱颞，两手食、中指按摩百会，使精气充脑益神，聪明耳目。

（7）按摩睛明、瞳子髎、攒竹、丝竹空八息：两眼微闭，眼球内动，拇指、小指揉内外眼角，余三指揉眉，能明目，防治眼疾。

（8）按摩迎香、人中八息：两手四指并拢，食指按迎香，余三指按上齿龈（人中），防治鼻塞、龈萎、齿脱。

以上八步，每息吸气时，任脉携诸阴经之阴血上行头面，以充脑乌发。

三、体会

练本功后，首感头脑清醒，精力充沛，腹内轻松，食欲增加。它不仅是防衰老的保健功，更能防治很多疾病。仅举例一二，以供参考。

1. 防治脑衰。脑衰是因阴阳失调，气血失节，使大脑兴奋、抑制失调，导致失眠、健忘、萎靡嗜睡等症，练本功能使阴精上升，阳气下降，既能充脑健脑，又能调节其功能。朝练偏重于升，使精血上行，充脑养神，则精力充沛；晚练偏于下降，使阳气下归丹田，则很快入眠，如此阴升阳降，调节大脑的动静功能，与朝咖啡、晚安宁之治脑衰有本标之殊。

2. 防治冠心病。冠心病乃属中医"胸痹""真心痛""厥心痛"的范畴，由于种种因素导致冠状动脉管痹而不通，心血氧供应受阻所致。通血脉是治本病之本。深吸扩胸，可改善肺心循环，增加心脏的血氧流量，深呼吸，更能使血管的舒缩力增强，减少脂类的沉积机会，以防动脉粥样硬化。笔者心前区不定时刺痛，上楼心慌气短，但经练功，不药而愈，如今上五楼亦不心慌。

其他如前列腺炎、颈椎综合征，练此功皆有防治功效，不再赘述。总之，本功妙义无穷，不胜枚举，贵在持之以恒，即可卓见成效。

治脱痈就是治脉管炎吗

血栓闭塞性脉管炎，是一慢性难治病。至今截肢率仍比较高。其之所以如此，乃属病因种种莫衷一是，在治疗上无可适从。如不能肯定其因，治疗乃系盲点，哪有效果可谈。就此，略抒己见，与诸家讨论。

本病属祖国医学的"脱疽""脱痈"范畴，古人早有认识。《灵枢·痈疽》篇："发于足趾，名曰脱痈，其状赤黑，死不治；不赤黑，不死，治之；不衰，急斩之，不则死矣。"这仅是对脉管炎后期坏死症状的描写，未涉及其病因。后人据此提出了不少治疗方药。如汉代华佗《神医秘传》提出用"金银花、玄参、当归、甘草"，内服治疗脱疽，对当时来说应是一良方。所以后世将此方誉为"四妙勇安汤"，用来治疗脱痈，这是对的。然不少医者认为治疗脱痈就是治疗脉管炎，这就错了，有药不对症不对因之嫌了，如果脱疽是脉管炎引起的症状，脉管炎未治愈，其症脱痈不可能治愈。必须以治脉管炎为主，兼疗脱痈，脉管炎好了，脱痈即可治愈，更不能说治脱疽就是治疗脉管炎，为什么？治病必求其本，其因就是脱痈不是一独立的病，而是脉管炎导致的严重症状，故古人治疗"脱疽""脱痈"方药多而涉及其病因者少。尚未认识到脱痈是因脉道不通，因缺血引起的组织坏死而致的"脱痈""脱疽"。只有近百余年来才提出了脉道闭塞不通是导致脱痈、脱疽的主要原因，并对血栓闭塞性脉管炎之病因提出了不少学说。寒冷、吸烟、精神刺激、饮食失节、性激素、遗传等都是脉管炎发病的因素。但仍未能肯定血栓闭塞性脉管炎发病的病因病理之真谛所在。根据社会调查亦表明了这一点：寒冷潮湿地带发病率高，吸烟者发病率高；发病年龄绝大多数在 20 ~ 40 岁；发病性别绝大多数为男性，女性极少，男女之比约50∶1；生活贫困地区，农民和工人发病率高……对这一发病现象需要提出两个问题：①在同一条件下，为何绝大多数男性发病，而女性很少发病呢？②为何发病的年龄又多在20～40岁。这些问题是值得认真思考，深入探究的。尤其应在男女发病的比例和发病的年龄上找问题。更进一层讲，应该从男女性激素方面来思索分析问题。因为只有性激素可以拉开男女发病的比例。其他发病因素都是男女共受其害的，不可能有性别的差异。

动脉血管的内皮细胞，是动脉的生理屏障，它的扩血管、抗凝、抗血小板的沉积和抗缩血管物质的综合作用，能保证动脉血液的正常流动，防止血栓形成和粥样斑块的形成。如果动脉表皮细胞受了损害，就会出现相反的病理变化，如动脉内膜的斑块形成，动脉血栓形成等多种病症。即动脉血栓形成，堵塞血管，使血道不通，肢体缺血，而引起一系列的病症。如麻木、发凉、怕冷、间歇性跛行，静止痛，尤在夜间疼痛难忍。久之，缺血、缺氧形成溃烂、溃疡，在趾尖则形成骨节脱落，即中医学中的"脱骨痈"或"脱骨疽"。此症如用"四妙勇安汤"类治疗，可谓是无用之举。纵然是中医之通经活络，活血化瘀的治法，如果用之不当，亦很难奏效。前人及现代西医学，往往以截肢而告愈。这亦是无奈之举。我们经多年治疗血栓闭塞脉管炎的经验，总结出了一些疗效高的治疗方案。不仅用中药通经活络，活血化瘀，温阳祛寒等治法，更加上"前列腺素""前列环素E"等药品，以针对病因的治法，增加疗效，前列腺素与脉管炎病因有直接关系。不仅治愈了不少病，有的甚至要截肢的患者，经多方治疗，亦免除了截肢之苦，故单纯或直接地用"四妙勇安汤"去治疗脱骨痈（疽），决不能说成是在治疗脉管炎。此治法对脉管炎无效，对痈、疽亦是毫无效果的。只有治疗脉管炎，才是真正的治疗脱骨痈（疽）。

从中医学的发展　看其自身建设

当前中医学如何发展、提高，是关系到其知识结构和培养中医人才的大事，就此谈一点意见，以正同道。

一、中医学在发展中完善、提高

古代中医学的发展，到了战国、秦、汉时期，来了个大突破，大飞跃。在诸子百家学术思想的影响下，汲取了天文、气象、历法、哲学等学科的成就，移植了阴阳、五行、精、气、神等内容，较全面地总结了先秦的医药学知识。据文献记载，医经有七家，经方有十一家。仅存的《黄帝内经》内容，它已从病因、病机、脏象、经络、治则等各个系统奠定了中医学的理论基础。汉末张仲景，勤求古训，博采众方，著《伤寒杂病论》，成为理论结合临床，理、法、方药俱备的第一部辨证论治专著。奠定了六经辨治伤寒、脏腑辨治杂病的辨证论治基础。《难经》重点发挥了经脉。《中藏经》着重发挥了脏腑虚实寒热病症。此时期的医学所以有突破性成就，和当时绚丽灿烂的社会科学文化的影响分不开。

晋至宋，由于社会的种种因素，中医学的发展特点，是搜集、整理、校注者多，尤对方、药的搜整更为突出。如隋代巢元方的《诸病源候论》、唐代孙思邈的《千金方》和王焘的《外台秘要》、王冰校注的《黄帝内经》等，在理论上虽无新的突破，但总趋势还是发展、提高的。

金元时期，学术争鸣，诸子蜂起的局面又一度兴起。刘完素力倡"六气皆能化火"的"火热论"，是寒凉派的创始人；朱丹溪继之倡"阳常有余，阴常不足"论，发挥了内在火热的化生，补充了刘氏之不足，成为滋阴派的先导；李东垣以"人以胃气为本"，创"内伤脾胃，百病由生"的脾胃理论，成为补土派的先师；张从正，远宗《黄帝内经》《伤寒论》，近宗刘完素，认为"病由邪生，攻邪已病"。重点发挥了汗、吐、下三法，为攻邪派的代表。

明清时期，温热一派兴起，吴又可著《温疫论》，提出异气自口鼻入，伏于膜原，表里分传，分治的理论；叶桂著《温热论治》，提出"温邪上受，首先犯肺，逆传心包"的病机，创卫、气、营、血辨治理论；吴瑭又继之创三焦辨证……以上略举例证，说明中医学是随着社会的发展而发展，逐步达到充实、提高和完善的。

二、当今中医学应如何发展

目前国家正在改革开放，自然科学、社会科学等，都在飞跃发展着，那么，中医学怎么办？挖掘，整理、提高古人之学，不能滞步在古医学的水平上，应结合现代科学知识，对其分析、总结，揭示它的科学奥秘，更要汲取现代科学技术，为中医的科研、教学、临床（如中医诊断、病理分析、治疗）等服务，使中医理论有新的突破，逐步走向中医现代化。

但是，目前一提中医现代化，就会遭到中医界的反对。事出有因：①一些居心叵测的人，使中医几经挫折，甚至几濒于绝境；②亦有一些医者，认为中医是经验医学。弦外之音，中医没有多少理论；③更有一些医者，想用西医理论衡量中医，套释中医，名曰提高，实际是肢解了中医。如此，引起中医界的反对是自然的，应该的。然中医学应不应该向现代化发展，回答是肯定的，问题在于如何发展。一则中医界本身要处于明智的态度，不能谈虎色变。一提中医现代化，就认为是在说中医不科学，或者是在瓦解中医。这是不必要的担心。从世界医学史看，不少学科都是中医处于优势和领先地位，如气象医学、心理学、养生学、气功学、免疫学、制药化学……据《后汉书》等史籍记载，华佗曾创用酒服麻沸散进行全身麻醉，做剖腹割除积聚，洗涤肠胃。若没有娴熟的生理学、解剖学、外科学及麻醉术等知识，剖腹术的难度是可想而知的，炼丹术始于先秦，盛于晋唐，为世界制药化学的先驱。16世纪已广泛接种人痘预防天花，并相继传入欧亚各国，为世界人工免疫之先河。17 世纪用生砒霜治梅毒，是世界上用砷剂治梅毒的先例。这些学科，如若发展至今，并能结合现代科学技术，那么它的高明处，是其他任何医学所不能比拟的。难道这不是中医的骄傲吗？虽然中西医二者，在理论上各具特点，无可比拟，但究竟谁能飞跃发展，就看其能否与当代科学技术结合，加快自身建设。

再者，中医学的自身建设，在中医理论体系完整的前提下，吸取一些有益于中医的诊断、理论分析、治疗技术等现代科学技术知识，是完全可能的，亦是必要的。如诊断方面，《黄帝内经》早已提出"有诸内，必形诸外"的宏观性与整体性的思维方法，以四诊来分析、判断。虽富有一定的科学哲理，但毕竟有它的局限性与模糊特点。如一个胃癌患者，仅凭"形诸外"的四诊，就很难判断是癌瘤；一个肾性水肿患者，仅据水肿的消失，能否说病已痊愈。如今中医临床，都要结合现代诊断技术，如生化检查、X 线、超声、CT 等，就是想补充自身的不足。如此好事，何乐而不为呢！如能明文加进中医诊断学，会更增添中诊的光辉。治疗方面，亦可吸取一些新的内容。对阴、血虚患者，将补阴、血剂制成针剂直接输给，或鼻饲，是完全可能的。尤其对严重或高热昏迷患者更需如此。中医临床所以不能应急，其因不外乎诊断治疗技术未能加快自身建设，中药剂型及给药方法不适宜急救处理；外科手术似乎尚缺乏一点华佗精神，如能在这几方面改进提高，何以不能应急处理。在理论方面，亦应进一步、分析、提高。早在《黄帝内经》中有关生理功能的论述，至今仍有新鲜之感。例如，"饮入于胃，游溢精气，上输于脾，脾气散精，上归于肺，通调水道，下输膀胱，水精四布，五经并行"及"肝主疏泄"为"将军之官，谋虑出焉"等，虽言简欠详，但含义却深。①"将军"的职能就要守门把户、保国御敌。蕴含着消毒、过滤的筛选功能等。②"疏泄"的职能是上疏下泄，就是将消化吸收的营养，经过肝脾的疏化，经心肺输至全身；再经胆胃排泄体外。如果我们用现代知识，对中医理论做进一步的分析，就会使中医显得更高明，故对中医理论的争辩，不要停留在中医有无理论、中医科学不科学等无可非议的无谓议论上，而应探讨怎样去发展它，使它居于世界医学领先地位。

　　总之，中医学的发展，一方面要继续挖掘、整理、提高，另一方面更要吸取现代科学技术知识，提高中医诊断技术，改革中药剂型，发展外科手术，深入分析中医理论，使中医学更富有生机，永立不败之地，立于世界医学的领先位置。

癌前病变与情志活化剂

癌症，人皆畏之，为何？因为尚不能掌控其发病规律，已知癌瘤的发生是由癌前病变通过促癌因素活化剂的激惹刺激形成的。两点的结合是癌瘤发生的必然条件，癌前病变是由内外风热邪气病毒（物理的、化学的、生物的）等有害之物侵害人体所形成。如不经过促癌因素的激惹活化是不会癌变的，永远是癌前病变，是可以治愈的。如果通过促癌因素的激惹活化，就会形成癌瘤。要想不患癌瘤，就得防控和避免这两点的发生。癌前病变容易防治。那么，促癌因素的活化剂究竟是什么，尚难确定，而多数医家倾向于"情志"的激惹刺激是"癌变"的活化剂。笔者的老家是癌症的高发区，通过长期的临床观察发现，癌前病变的癌变，与情志的激惹有着密切关系。不少患癌前病变者，因家境不顺，情绪暴怒激动而患癌症，食管、胃、肠、肝等癌症多见。精神、情志的激惹和刺激，不仅能使癌前病变癌变，更影响着患癌后的治疗效果。性格暴躁者更易罹患癌症。笔者亲眼目睹一家三代（母亲、四个儿子、长孙）皆因性格内向、脾气暴躁，易怒生闷气患胃癌而亡。这一现象似乎与遗传基因有关。那么，这个遗传基因是性格的遗传，而且使家庭生活环境处在矛盾、摩擦之中，长期的精神创伤而导致癌症。同一家庭的其他人，之所以不发病，在于不受这一生活矛盾的冲击和干扰。同时观察到癌术后的怪现象，都是同样的食管癌患者，术后却出现两种不同的现象：一类多为农民，术后虽亦治疗，但不是那么迫切积极，存活的时间较长，10~15年以上的有之，生活的质量亦较高，存活20年以上的大有人在；一类是生活条件比较优越者。术后多方检查，放疗、化疗、求医服药，存活的时间却较短。仅举数例于下：

例 1：李某，女，65 岁，农民，食管癌术后至今已 12 年，身体仍很好，整日在老年公寓跳舞，似无病。

例 2：陈某，男，72 岁，农民，食管上段癌，因不能手术，放疗两个疗程，至今已 11 年，身体很好。

例 3：琚某，女，78 岁，农民，食管癌术后已 18 年，身体仍好，尚能轻微劳作。

例 4：王某，男，干部，食管癌术后唯恐不彻底，多方检查求医，CT 发现肝有如豆瓣大小的阴影，恐转移，做介入治疗，穿刺未成功，将药注入了腹腔，脱发消瘦，一蹶不振，不到一年病故。术后存活 4 年。

例 5：严某，男，66 岁，工程师，食管癌术后 3 年，身体还好，为防转移，化疗后身体衰弱，不到一年病故。

例 6：吴某，男，59 岁，干部，食管癌术后 5 年病故。

以上病例都是我亲自接触的患者。有四位是我的亲戚，同为食管癌，术后为何出现如此大的差异。分析其因不外与精神紧张、情绪激动、思想恐惧等刺激有关。前者为农民，生活平平，认为术后病已消除，无后顾之忧，只求吃好、睡好，将身体养好。虽吃药亦不是那么急切。后者生活条件比较优越，思想敏感、恐惧，术后多方检查，到处求药，放疗、化疗，存活的时间较短。5 年以上的都很少。严、吴二人亲口对我说：为何农民术后活的时间长，捡破烂的 15 年了，仍在捡，这是为什么？他们只是感叹，而不知其因。然医者亦不能只治人之病，而不治病之人。也就是只给药治病；而不知与调养心脾，舒畅心情，稳定情绪，消除恐惧等结合起来。

癌前病变，由于"情志"的激惹刺激而癌变，有两个问题需要提出：①"情志"所指是什么内容？②情志的激惹能使癌前病变癌变，其机制是什么？虽然从临床实践中观察到了不少案例，但必须理论在先。因而就此问题简谈一下情志激惹癌变的机制。

所谓"情志"，是中医学里的名词。指的是七种情志活动，即人的精神意识对外界事物的反应，如"怒则气上""恐则气下""思则气结""悲则气消""喜则气缓""惊则气乱""忧则气郁"。如果癌前病变受到情志的冲撞激惹，这一反应又是过于强烈、持久、失调，就像触动了炸弹中的导火线，一触即发，就会导致人体气机逆乱，生理功能失调而患病。如升降失常，气血逆乱，气滞血瘀。神经体液失调，内分泌紊乱。尤其是生长因子失控，分化不良，生长快慢不平衡，使病变区细胞无限制地畸形生长，成积成块而癌变。此理虽简，却切合实用。临床所见，为何肝癌、消化系统癌多见。肝主怒，怒伤肝。这是人体最易发生的情志刺激。悲忧伤肺，故肺癌次之。

医　话　篇

为医者要多点善心

医者"仁术也"。为保护人民健康，要以慈善为怀，痛患者所痛。为了救治患者，要诊断正确，治疗才会无误。各项的检查，就是为了全面了解病情，以达确诊无误，疗效高。造福于患者。曾接诊一患者，主诉在某医院做肝化验检查。结果是"大三阳"，诊断为乙肝。患者借故服中药，因而求我诊治。因"大三阳"有传染性，为了患者全家的健康安全，让其妻儿到另一家医院做化验检查，是否有问题，无则已，如有则一起预防治疗。三人都做了化验，结果都是阴性，均正常。为了检查确切，再到防疫站化验证实。结果三人仍都是正常。如此，医者欣慰，无病之家皆大欢喜。由此证实所谓的"大三阳"是医者有误。那么，患家要问：这是笔误还是心误？你能回答出吗！如此行为会给患者在精神上造成多大的损害，于心能忍吗!? 将心比心，假若别人对你如此，你该咋想呢！孙思邈在《大医精诚》说："凡大医治病，必当安神定志，无欲无求，先发大慈恻隐之心，誓愿普救含灵之苦。"咱们为医者多点善心吧！不要为了几个钱而失了天地良心，丢了人格。愿共勉之。

炙麻黄之妙用

麻黄，辛、苦，温，有发汗、平喘、利水之功能。生用之，则发汗、宣散外邪，治外感风、寒、湿痹等效好力强。不过得有桂枝之助，发汗之力更加明显。但仅是暂治之法，不能多服。如《伤寒论》之麻黄汤等，可一汗而解，但不能多次重复。如经蜜炙后，发汗之力锐减，却成了温通、宣散之佳品，是治实喘的良药益友。

喘，即呼吸急迫困难也，与肺肾关系密切。肺为气之主，肾为气之根。由外邪及痰涎壅塞气道，引起呼吸困难之喘为实喘。宣散温通，化瘀利痰是治实喘之大法。炙麻黄不仅有宣散温通之功能，更有温经解痉之效（热哮者效不显）。如与活血、化痰瘀之品相伍，则有殊功。凡痰涎壅塞，并有哮鸣音，气道不利之喘，炙麻黄当用无妨。不要畏其发汗之能。蜜炙后，只有宣散温通之效，无发汗之力。案例很多，可以参看。

任某，男，9岁，学生，2001年6月23日初诊。

主诉：气管炎已5年，症有增无减。喘气咳嗽，哮鸣音明显。脉迟细舌黯。

诊断：风寒痰瘀束肺，肺气不宣，气道不利。

治则：温经以发散风寒之邪；化痰瘀以通经活络。

处方：黄芪10 g、辽沙参15 g、炙麻黄8 g、杏仁6 g、苏子6 g、桃仁6 g、广地龙10 g、白芥子3 g、白芍6 g、甘草6 g，3剂。

6月26日二诊：药后平和，无不良反应，依前方加炙麻黄2 g、辽沙参5 g、黄芪5 g，3剂，嘱其放姜3片，枣3枚。

6月29日三诊：症轻，无不适反应，仍以前方加量。

处方：黄芪15 g、辽沙参20 g、炙麻黄12 g、杏仁8 g、苏子6 g、桃仁 6 g、广地龙 15 g、白芥子 3 g、白芍 6 g、甘草 6 g、生姜 6 片、大枣 6 枚，依此方调节治疗至 8 月 26 日，症状消失，病愈。家属唯恐反复，让续服数日。

按： 9 岁童患气管炎 5 年不愈，发育不良，身小体瘦，与同龄不符。只治喘咳之症，未能求因治病。因风寒束肺，气道不畅而喘咳，未能从风寒治疗，长达 5 年之久不愈。"伤风不醒便成痨"。炙麻黄一直用至病愈，未见不良反应，一年后追访，已长高体胖，判若两人。

望、闻、问、切都重要

中医治病，重在明因识症，诊断辨证。古人倡望、闻、问、切四诊俱到，方能效高无误。否则，只凭脉、舌，"自炫高明"的诊断方法，是在"玩弄玄虚，误人害人"。李中梓《不失人情论》云："未有舍望、闻、问，而独取一脉者。"沈括《良方》自序云："今之视疾者，唯候气口、六脉而已。古之人视疾，必察其声音、颜色、举动、肤理、性情嗜好。"清代名医王燕昌说："有谓不须望、闻、问，但一诊脉即能悉知者，骗人语耳。"前人如此，后者更应遵循望、闻、问、切，四诊俱到，"神、圣、工、巧全其用"的诊病方法，缺一不可。尤其是问诊之要，历代医家尤为重视。《素问》云："诊病不问其始，忧患饮食之失节，起居之过度，或伤于毒，不先言此，卒持寸口，何病能中。"明代张景岳更认为："问诊是诊病之要领，临证之首务。"清代赵晴初《存存斋医话稿续集》认为："其中一问字尤为辨证之要。"因问诊能了解到望、闻、切诊得不到的主观症情资料。如患病之因、患病之性、患病之处、何处所苦、饮食二便等病情，都是由问诊所获，病情资料才能翔实可靠，诊断才能正确无误。否则，轻则贻误病痛，重则人命关天。案例更能说明这一点。仅举两例病情相似而结果相反的医案，来说明"问诊"在诊断中的重要性。

✡ 案一

郭某，男，73岁，农民，2002年农历大年初一早晨求诊。

主诉：腹胀满不舒，呕恶欲吐，不想吃。问他是否吃饺子有点多？回答是。

查：脉、舌亦无异常。

诊断：食多伤胃，消化不良，所致腹胀饱满。令其流质饮食，并服些消化药。当日下午三点钟，患者发热、昏迷，腹胀如鼓。如此看来，另有问题，原诊断不确，让其及时住院，查明病因。因过年之故，亦未能查出病因，做出正确诊断，延至农历初三凌晨病故。

按：此案患者病故之因，一则是医者之过，未能详问病因；再则就是患者讳疾之故，"有讳疾不言，有隐情难告"。病因不明，诊断哪有正确之理。事后了解，患者年三十下午上山烧香、拜神，不慎蹲摔地上。因年高、体胖、个大，可能是引起脾破裂，导致慢性出血，未能正确诊断，以致莫救。这种患者讳疾不说，医者不去详问，真是患者之不幸。

✦ 案二

陈某，男，64岁，农民，2002年3月就诊。

主诉：腹内胀闷，呕恶欲吐，不能进食。因不能服汤药，让其住院治疗。住院两周无效果，仍呕、恶、不食，仅能进少许稀米粥，病情有加无减，家属求服中药。因此，详细了解患者得病的情况。谈话中了解到是吃油炸焦叶时，患者"哎哟"一声，问他是否拉咽喉一下，回答是。就凭这一点线索，考虑是焦叶划破了食管所致的慢性出血（患者因食管癌放疗过），是瘀血引起的腹胀、呕吐等症，治应化瘀血消积滞。因不能大剂服中药汤剂，随即用两味粉剂冲服：三七粉2g、芒硝3g，3剂，日一剂，分两次冲服，早晚各一次。服药第一日病轻；第二日即能进食；第三日病愈出院。仅花1.8元钱。住院两周病未减轻，而小药三日病即痊愈，说明问诊在诊断治疗中的重要作用。

以上两则医案，同是内出血，却是一愈一亡。愈者是问诊详细，找出了病因，治疗正确，故一药而愈；亡者是问而不详，未能找出致病之因，患者不幸而亡。这都说明问诊在诊治中是何等重要！因而疾呼：病者不要讳疾忌医，医者更要重视问诊！问诊在四诊中是重中之重。问诊能得到望、闻、切诊不能得到的主观病情资料。这些资料往往与发病之因、治疗方向与预后好坏有着至关重要的直接联系。临床经验告诉我们：在病后期因阴虚肠燥结而不能食引起大实有羸状者，这是病轻而症重，因问诊不详而失治误事者大有人在。

如何评价"十八反"

中药"十八反",在临床上是否真正起到了相反的作用?这一相反作用是从哪方面表现出来的?是根据它的毒性反应,还是疗效的高低来评价的?是根据实验结果得出的结论,还是从临床治疗经验中验证的?从古至今从未见到这方面的历史资料。仅凭"十八反歌"就成为中药配伍的禁忌令!如用药违背了"十八反"歌诀,就会受到耻笑、批评,甚而侮辱等。如此不成文,又无科学根据的"口诀",竟然成了中药学的禁忌令。如此重要而又涉及中医药学科学理论问题的大事,怎能让一些流言蜚语来约束我们的科学行动呢?虽有先知提出要平"十八反"的反,但从未见到反应。况且古今名方均以"反药"配伍却治愈了疑难病的例证是太多了。如汉代医圣张仲景《金匮要略·痰饮篇》之"甘遂半夏汤"甘遂与甘草同用;《腹满寒疝篇》中乌头、半夏同用。唐代孙思邈《千金方》中"反药"处方数十方之多。如乌头与半夏,大戟、芫花、甘遂与甘草同用,人参与藜芦同用等。宋代《太平惠民和剂局方》许多方中半夏与乌头同用;金代李东垣之"散肿溃坚汤"海藻与甘草同用;元代朱丹溪之"莲心散"海藻、甘草同用;明代吴琨《医方考》"通顶散"中人参、细辛与藜芦同用等。不胜枚举。金、元以后已有了"十八反"歌,用"反药"的大有人在,并无人评说其好、坏、对、错,而却对当今用"反药"治好了疑难病的医者给以指责、批评,不知批评的是"反药"还是批评用"反药"治好了疑难病的医者!批评的是用"反药"治好了病,还是治坏了病?在此提个问题:当今对"十八反"有实验研究吗?"十八反"的"反药"是"毒"还是"疗效"?只有将这些问题搞清楚,才能指导临床。

"性"生活对病者有影响吗

性生活是成年人的正常生理现象，正常情况下对人体无大碍。但不能过度，过则耗精、损气、伤神。如《黄帝内经》云："今时之人，以酒为浆，以妄为常，醉以入房。以欲竭其精，以耗散其真。不知持满，不时御神。务快其心……故半百而衰也。"尤其病者，更应忌之。不然，加重病情，甚而不治。兹以实际病例说明性生活对病体的影响。如外科疮疡，原治疗很顺，已无脓腐，色泽变红，有生肌收敛之兆。一有房事，第二日则疮面灰暗，分泌物增多，病情加重，临床屡见不鲜。如乙肝患者，乙癸同源，肝肾同治。亦即肝肾的生理、病理关系至为密切。肝无补法，肾无泻法。补肾即是补肝，泻肝就是泻肾。如肝有病，最要者是忌房事，戒怒躁，免烟酒。一严重肝炎患者，呕呃、撑胀饱满不欲食。如此禁忌，给予治疗。经治后，腹胀、呕呃，不能食等症很快消失。食欲增加，精神转佳。让其在家服药休养，然不足半年，病复如故，仍腹胀、呕呃、不能食。不足3个月病故。后听其爱人说，乃不听忌劝所致，不但不忌，反而有加。又如肺痨所以不易治愈，就是因不能严守戒约。然空洞型肺结核在4个月内就能彻底治愈，就是能严守房事戒律。如此例症比比皆是。治愈的有，不愈的亦有。又如脉管炎患者，更要忌房事。《黄帝内经》所云："正气存内，邪不可干，精神内守，病安从来。""邪之所凑，其气必虚"。所以唠叨，是希望患者能懂得这一道理，引起重视，免受病灾之痛。

酒后入房有多大危害

酒，自古以来，文人墨客借酒浇愁解闷，健身医病。然要适度，过则伤，轻则醉，重则麻木。既有益又有损。在临床及实际生活中观察到的是益处不多，而害处比比皆是。在日常生活中，大家都能亲眼目睹的：①肝病饮酒，等于慢性自杀。酒为乙醇，肝脏代谢为乙醛，对肝有损伤。轻则破坏肝细胞，由纤维组织补充填塞而成肝硬化；重则可以癌变。②醉驾能出多少事故，惹多少祸端。对己对人都不利，不仅是仁道的问题，更是人命的问题、法律的问题。③酒大伤身，对身体各系统都有损害。在日常生活中，不易被人认识和理解的危害太多了。饮酒可使胎儿患脑水肿（解颅症）、脑瘫、聋哑等病变；酒醉入房，伤精耗阴，阴衰于下，阳亢于上，加上酒性猛烈，或血压突高，可促脑出血，或心血管痉挛，或延髓麻痹等，都可导致突然死亡。这绝非危言耸听，亲眼所见有三例，皆为青壮年，事前亦无病兆，酒后回家而亡。望嗜酒者珍惜。有慢性病者，如肾炎、慢性肝炎、肺结核等慢性疾病，治疗就较困难，如有房事，等于慢性自杀。千万不能以命开玩笑。

求神医的故事

一老医者，常年咳嗽气喘，气上不来。虽年老体衰，但从未见他吃药治疗。一天突然见他拿着行李，由孙子陪伴着外出看病。说是百里外有一神医，一看就好，甚而抓把草一喝就好了。几日后回到家里很高兴，给他开了一药方：白茅根一束，生石膏一块，竹扫帚把两节，药黑豆一握，担过茅汤的尿罐底一块作为引子，5剂，水煎服。忙了几天将药配齐，并让我看药方。我说此方吃不得，千万不要吃。他怎会听我的话，并告诫我说，你说的话神医会听见的。服一剂病就有了反应；二剂服了病情加重了。如此还不觉醒，又将第三剂服了，已卧床不起。如此严重的肺心病，却又加输了液体。真乃一误再误，愚昧无知得可怜。他家人求救于我时，已属面晦舌黯，脉大无根，心衰身肿的危重之时，到医院救治，不到三天即病逝了。

为修水库农民治病

　　每年秋后农闲，农民上山修水库，造田。我主动要求上山为他们治病，锻炼自己。上山后，雨连下数天。山高缺氧，馍饭不熟。吃的水又是山上流下的雨水，加上猪圈里流出的黑汤水。患者之多，一天竟有数十余人，甚至七八十人。多数是肠炎、痢疾、伤风、感冒等。再忙再累，亦要保护好他们的身体，解除病痛。该用什么药就用什么药，绝不含糊，不迁就。吃药、输液、打针、开假条等，一切为了农民的身体健康。前车之鉴，问题多多。对那些不近人情、不负责任的人，嗤之以鼻。建议指挥部澄清水源，减少患者。就这样还有人说是农民工拿馍换梨吃出的病。我直言不讳地说：不对，是水源污染严重引起的。吃的水是雨水加猪粪汤，直接往锅里添。炊事员说：一锅澄下的黑泥汤就有一碗之多。加上山高缺氧，又是阴雨连绵，馍、饭不熟。改善生活时，猪毛又是在饭锅里煺的，如此污染，能不生病吗？说到此，人们将碗全放下不吃了。领导随即派人打井治理水源。这亦算我为农民弟兄们做了一件好事。领导满意，农民弟兄高兴，我亦感到欣慰。